# 干眼中心建设与管理

主审　郝义彬　晋秀明
主编　任胜卫　赵东卿

郑州大学出版社

**图书在版编目（CIP）数据**

干眼中心建设与管理／任胜卫，赵东卿主编. -- 郑州：郑州大学出版社，2024.6
ISBN 978-7-5773-0238-6

Ⅰ．①干… Ⅱ．①任…②赵… Ⅲ．①眼病 - 专科医院 - 管理 - 中国
Ⅳ．①R197.5

中国国家版本馆 CIP 数据核字（2024）第 055020 号

干眼中心建设与管理

GANYAN ZHONGXIN JIANSHE YU GUANLI

| | | | |
|---|---|---|---|
| 策划编辑 | 陈文静 | 封面设计 | 苏永生 |
| 责任编辑 | 陈文静 | 版式设计 | 苏永生 |
| 责任校对 | 黄世昆　苏靖雯 | 责任监制 | 李瑞卿 |

| | | | |
|---|---|---|---|
| 出版发行 | 郑州大学出版社 | 地　　址 | 郑州市大学路 40 号（450052） |
| 出版人 | 孙保营 | 网　　址 | http://www.zzup.cn |
| 经　销 | 全国新华书店 | 发行电话 | 0371-66966070 |
| 印　刷 | 河南文华印务有限公司 | | |
| 开　本 | 787 mm×1 092 mm　1／16 | | |
| 印　张 | 13 | 字　　数 | 248 千字 |
| 版　次 | 2024 年 6 月第 1 版 | 印　　次 | 2024 年 6 月第 1 次印刷 |
| 书　号 | ISBN 978-7-5773-0238-6 | 定　　价 | 98.00 元 |

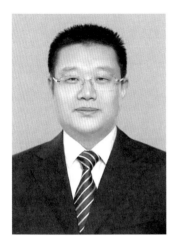

**郝义彬**,博士、主任医师,硕士研究生导师。河南省政府特殊津贴专家,河南省第十三届人大代表,河南省人民医院院长、党委副书记。中国医院协会传染病医院管理分会常务理事、河南省医学会全科医学分会副主任委员、河南省生物医学工程学会常务理事、河南省医院协会常务理事、郑州市科学技术协会副主席、郑州市医学会副会长、郑州市医院协会医院感染管理专业委员会主任委员、郑州市医院管理协会会长。在新冠疫情防控工作中表现突出,被中共河南省委组织部、河南省人社厅记个人大功,先后荣获河南省最具领导力院长、河南省医改创新优秀院长、河南省创新力院长、河南省卫生健康系统先进工作者、郑州市地方突出贡献人等称号。获省科技进步奖 3 项,主持省级科研项目 4 项,主编著作 7 部。

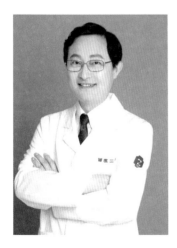

**晋秀明**,医学博士、主任医师,博士研究生导师。浙江大学眼科医院副院长,浙江大学医学院附属第二医院眼科中心副主任、角膜和眼表疾病专科主任,浙江省角膜病诊治技术指导中心副主任。中华医学会眼科学分会专家会员、中华医学会眼科学分会角膜学组委员、中国医师协会眼科学分会角膜病学组委员、中国康复医学会视觉康复专业委员会副主任委员兼干眼康复学组组长、浙江省医学会和浙江省医师协会眼科学分会委员、全国非公医疗眼科角膜病学组副组长、国家眼库专家委员会委员、国家药品监督管理局医疗器械技术审评中心外聘专家。被评为 2021 年中国优秀眼科医生。擅长角膜和眼表疾病。《中华眼科医学杂志(电子版)》通讯编委,《中华眼视光学与视觉科学杂志》第三届编委。主持国家自然科学基金及浙江省重点研发项目等课题 8 项,以第一作者和通讯作者身份发表 SCI 论文 60 余篇。

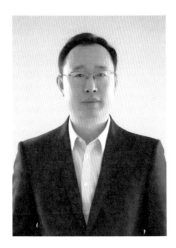

**任胜卫**,眼科学博士、副主任医师,硕士研究生导师。河南省人民医院角膜及眼表病中心主任、角膜屈光手术科副主任。中国医药卫生事业发展基金会干眼防治专家委员会常务委员、中国康复医学会视觉康复专业委员会委员、中国康复医学会视觉康复专业委员会河南省干眼康复专业组组长、海峡两岸医药卫生交流协会眼科学专业委员会第二届眼表与泪液疾病学组委员、河南省医学会眼科学分会常委委员、河南省医院协会眼科管理分会副主委。获"河南省中青年卫生健康科技创新杰出青年人才"荣誉称号。专注于角膜及眼表病、角膜屈光手术临床应用研究,开设中西部地区首家干眼中心、中原地区首家圆锥角膜专病门诊。获河南医学科技奖一等奖 2 项,主持国家自然科学基金及省部级项目 10 余项,发表学术论文 70 余篇。主编干眼系列图书《实用干眼诊疗学》《听医生说干眼》。

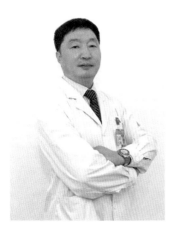

**赵东卿**,二级教授、主任医师,硕士研究生导师。河南省优秀学科带头人、河南省立眼科医院党总支书记、河南省眼科研究所副所长,2018 年美国约翰·霍普金斯大学访问者。中国医院装备协会管理委员会常务会员、中国医师协会眼科分会角膜病学组成员、中华医学会河南分会眼科学会副主任委员、中国医师协会河南眼科分会副主任委员。主要研究方向:角膜及眼表疾病。擅长对感染性眼病、眼化学烧伤及干眼的诊治,熟练掌握各种复杂性角膜移植的手术技巧。担任《中华实验眼科学杂志》《中华眼外伤及职业病杂志》《中华实用诊断治疗杂志》编委。主持并完成科研课题 3 项,发表学术论文 30 余篇。

# 作者名单

主　　审　　郝义彬　晋秀明

主　　编　　任胜卫　赵东卿

副 主 编　　魏静静　王亚文

编　　委　　（按姓氏笔画排序）

马鑫鑫　长葛市华健医院

王　晴　河南大学附属爱尔眼科医院

王少佩　河南省胸科医院

王亚文　郑州市第二人民医院（郑州市眼科医院）

王华桢　河南省人民医院（河南省立眼科医院）

王秀华　河南省人民医院（河南省立眼科医院）

皮百木　开封市中心医院（开封市眼病医院）

任胜卫　河南省人民医院（河南省立眼科医院）

刘运甲　伊川神州眼科医院

李　玮　郑州大学第一附属医院

李　洁　伊川神州眼科医院

何绪琦　河南省人民医院（河南省立眼科医院）

张　怡　河南省人民医院（河南省立眼科医院）

范晶晶　郑州大学第一附属医院

赵　多　河南省人民医院（河南省立眼科医院）

赵东卿　河南大学附属爱尔眼科医院

秦晓艳　开封市中心医院（开封市眼病医院）

耿若君　南阳医学高等专科学校

顾丽哲　河南省人民医院（河南省立眼科医院）

海　涵　郑州人民医院

黄燕峰　河南省人民医院（河南省立眼科医院）

温俊娜　河南省人民医院（河南省立眼科医院）

翟耀华　河南省人民医院（河南省立眼科医院）

魏静静　河南省人民医院（河南省立眼科医院）

# 前言

近年来,随着电子产品的广泛使用、人口老龄化的加剧、环境及生活工作方式的改变,我国干眼发病率逐年上升,并呈现低龄化发展趋势。流行病学研究显示,我国干眼发病率为21%~30%,干眼已成为我国常见且日益严重的公共卫生问题。目前干眼专病医师十分紧缺,干眼诊疗规范尚未健全,医护人员对干眼的认识程度及诊疗水平存在较大差异,干眼诊疗良莠不齐,干眼诊疗工作远远不能满足广大干眼患者的诊疗需求。

干眼诊疗技术发展突飞猛进,诊疗设备及治疗药物日新月异。为了更好地适应干眼这一慢性疾病需要长期管理的趋势,积极推动干眼的规范化诊疗,干眼中心建设与管理工作势在必行。如何建设和管理好一个具有规范化诊疗流程、可持续深入发展的干眼中心是亟待解决的问题。

在着手编写本书之前,我们团队已经撰写了服务于干眼医护人员的专业书《实用干眼诊疗学》和干眼患者的科普书《听医生说干眼》。本书在上述两本干眼相关图书的基础上,汲取了国内众多干眼中心建设的成功经验,插入了大量精美图片,力求图文并茂、言简意赅地阐述干眼中心的团队建设、选址及场地规划、设备及药品配置、人事及财务管理制度、医疗质量管理制度、规范化诊疗与管理、运营管理等问题,并举例介绍了河南省人民医院、开封市眼病医院和伊川神州眼科医院干眼中心的布局及运行情况,充分体现科学性、先进性、实用性和制度性。本书主要编写人员长期从事医疗、护理或者管理方面工作,对我国干眼工作做了大量调研,发表过多篇相关论文。但由于医学知识的不断更新和医疗技术的飞速发展,书中不足之处在所难免,恳请读者批评指正。

感谢所有编者!感谢郑州市科学技术局"郑州市科技惠民计划项目"的资金支持;感谢郑州大学出版社对本书出版的大力支持。

任胜卫

2024年1月

# 目 录

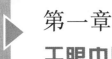

# 第一章
# 干眼中心建设与管理绪论

## 一、什么是干眼

干眼是多因素引起的慢性眼表疾病,由泪液的质、量及动力学异常导致的泪膜不稳定或眼表微环境失衡,可伴有眼表炎性反应、组织损伤及神经异常,从而导致眼部多种不适症状、视功能障碍等。干眼可表现为眼干、异物感、灼热感、眼红、眼痒、畏光、流泪、眼痛、视力波动等不适症状,是眼科门诊常见疾病,占眼科门诊患者的30%以上。

## 二、干眼的临床特征及危害

《中国干眼专家共识:定义和分类(2020年)》指出干眼是呈现"慢性"过程的疾病,强调了疾病形成的积累性以及治疗过程的长期性,明确了干眼属于慢性疾病。干眼发病率高,患者基数大,市场空间阔,然而目前干眼缺乏有效的病因学治疗手段,治疗目标是缓解症状,保护视功能。干眼不仅对患者的视觉质量、生活质量及精神心理等方面造成巨大的负面影响,也给社会经济发展带来了沉重的负担。干眼已成为一个常见且日益严重的公共卫生问题。

### (一)干眼对视觉质量的影响

泪膜是光线进入眼内的第一个折射面,是唯一能在短时间内发生动态改变的屈光结构,其光学质量高度依赖其均匀性。干眼患者泪膜不稳定,如过早破裂、分布不均、低质量等会造成泪膜局部不规则,使光线进入眼球时发生散射、像差等的概率增加,从而影响视觉质量。另外,与干眼相关的泪膜成分改变、瞬目异常、角膜上皮损伤也是影响视觉质量的相关因素。在主观视觉质量评价方面,研究结果显示干眼患者的对比敏感度、功能性视力较正常人下降;在客观视觉质量评价方面,研究发现干眼造成的泪膜稳定性下降可使患者的眼部高阶像差(如彗差、三叶草像差)增加、调制传递函数及斯特列尔比下降、客观散射指数增加。

## （二）干眼对生活质量的影响

干眼作为一种慢性疾病,可出现眼干、异物感、灼热感、眼红、眼痒、畏光、流泪、眼痛等多种不适症状,降低患者的生活质量与工作效率。与健康人群相比,干眼患者的阅读、驾驶、使用电子屏幕设备等用眼活动会明显受到限制。研究结果表明,中度至重度干眼所导致的生活质量下降程度,与血液透析、严重心绞痛和髋关节骨折对患者生活质量的影响程度相当。

## （三）干眼对精神心理的影响

研究表明焦虑、抑郁患者的干眼患病率明显高于健康人群,不同眼部疾病患者的焦虑、抑郁发病率中,干眼相关焦虑、抑郁的发病率最高,这表明焦虑、抑郁和干眼之间存在明显相关性。部分干眼患者因长期眼部不适导致焦虑、抑郁,放弃学习和工作,感到前途无望,甚至自杀,对社会的安全稳定造成重大影响。干眼患者持续存在的多种眼部不适或疼痛,可引起睡眠障碍;睡眠障碍又可通过多种机制加重干眼,因此干眼与睡眠障碍是双向的、复杂的关系。干眼患者的睡眠障碍主要表现为睡眠潜伏期长、睡眠持续时间短、主观睡眠质量差等,在女性患者中更为普遍。

## （四）干眼的经济负担

干眼对患者和社会均可造成巨大的经济负担。干眼患者的医疗费用支出较高(图1-1),近几年美国平均每年用于治疗干眼的费用约为38.4亿美元,平均每位干眼患者每年在干眼诊疗上的花费超过500美元。2015年我国人工泪液的处方费用已达到20亿元,每年以约30%的速度增长。此外,干眼患者缺勤率升高、就业率降低、工作效率降低等造成的间接经济损失也是巨大的,在干眼患者经济成本中所占比例最高,降低社会生产力,影响社会经济的健康发展。严重干眼导致的失明不仅使患者本人丧失劳动力,也给家庭带来沉重的经济负担和护理负担。

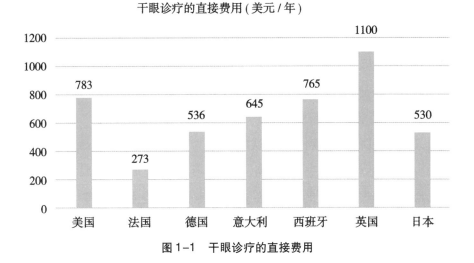

图 1-1 干眼诊疗的直接费用

## 三、干眼诊疗需求大，存在供需矛盾

### （一）干眼发病率增高

流行病学研究显示，我国干眼发病率为 21% ~ 30%，干眼患者数量逐年增多（图 1-2），并呈现低龄化发展趋势。主要原因有以下几点。

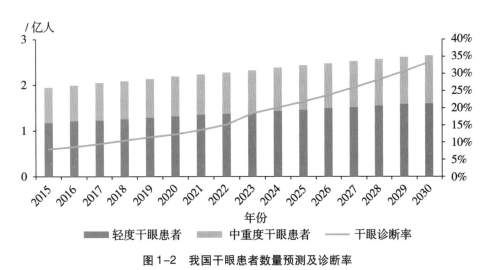

图 1-2 我国干眼患者数量预测及诊断率

1. 电子产品使用时长与频率升高 随着电子产品的不断普及，移动终端的广泛应用已经成为日常工作和生活的重要组成部分，长时间使用移动终端可导致移动终端相关干眼。研究发现,每天使用移动终端时长超过8h为干眼的危险因素,且干眼症状的严重程度与移动终端的使用时间成正比。

2. **人口老龄化加剧** 衰老是干眼的重要危险因素。我国当前65岁以上人口占总人口的比例为13.5%(第七次全国人口普查),且在人口老龄化的大趋势下,老年人口的数量将进一步提升。数据统计,65岁以上人群患干眼的比例高达75%。这表明我国干眼人群将持续增长,诊疗需求也将大幅增加。

3. **社会人群乃至医务人员对干眼的认识不足** 干眼病因复杂,其高危因素包括有效眨眼次数减少、户外活动减少、失眠、吸烟、配戴隐形眼镜、化眼妆、文眼线、嫁接睫毛、空气污染、长时间使用空调和暖气、居住在高海拔地区、饱受光污染等生活方式相关因素,以及焦虑、抑郁等精神心理因素。目前社会人群对干眼危险因素的关注度较低,干眼相关危险因素预防之路任重而道远。

一些医务人员对干眼不够重视,对其危害性亦认识不足,从而未能早期对干眼进行有效预防,更有甚者将干眼误诊为结膜炎等其他疾病,给予不适合的治疗方案,延误病情的同时亦增加了药物相关性干眼的发生率。

4. **干眼易反复发作** 目前尚未发现有效治愈干眼的手段,只能通过长期的个性化治疗来缓解症状,且容易反复发作,这一诊疗特点意味着干眼患者存在很强的存量叠加特性,患者的复诊率与黏性显著高于其他病种。

**(二)我国干眼诊疗体系存在的问题和挑战**

1. **缺乏干眼专病医师** 近年来我国干眼发病率逐渐上升,但干眼专病医师十分紧缺,无法满足大量的干眼患者诊疗需求。我国干眼优质医疗资源分布较不均,大部分医院眼科存在高端设备覆盖率低、技术掌握程度低和大众认可度低的"三低"现状。干眼诊疗规范尚未健全,医护人员对干眼的认识度及诊疗水平也存在较大差异,导致干眼诊疗良莠不齐。因此,加强干眼专病医师培养、重视干眼知识普及、强化干眼规范诊疗尤其重要。

2. **缺乏干眼相关的多学科诊疗体系** 干眼为多因素引起的慢性眼表疾病,其发病机制涉及心理、神经、内分泌、免疫系统等多方面。部分干眼患者可能伴随睡眠障碍、精神心理等问题,也可能合并内分泌、免疫系统等全身疾病,单纯的眼科治疗很难获得理想的效果,需联合相关学科共同治疗才能取得良好的治疗效果。因此,如何依托干眼建立多学科会诊的诊疗体系是一个亟须解决的重要问题。建立以干眼为中心的多学科诊疗体系(图1-3),通过干眼门诊筛选出需进行多学科会诊的患者,预约多学科会诊,进行个性化、全面化的诊疗,可有效改善患者的症状,进而使患者获得满意的治疗效果。

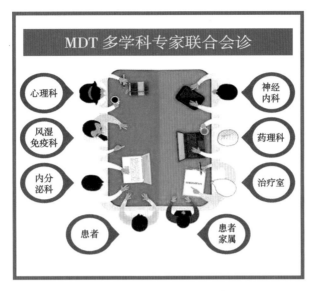

图 1-3　多学科会诊的诊疗体系

3. 缺乏数字化干眼诊疗与管理平台　干眼是一种慢性疾病,需要定期复诊及长期的治疗,2017 年国务院办公厅印发《中国防治慢性病中长期规划》,强调慢性病管理的重要性。传统就医方式是患者到医院进行咨询和诊疗,但对于路程远、行动不便的患者或者请假不便的学生族、上班族来说,早期筛查、及时就诊和定期复诊很难实现。

若建立数字化干眼诊疗与管理平台,患者可随时随地进行线上筛查干眼,并可选择线上咨询,足不出户即可获得干眼医生的专业帮助;同时可在平台上了解干眼相关知识,更好地自我管理;医生可在数字化干眼诊疗与管理平台进行健康宣教,针对性地发送干眼自我管理文章和视频,便于患者学习规范的干眼防治方法,高效地管理院外患者。

## 四、干眼诊疗需要专科化、专业化、团队化

为了更好地适应干眼这一慢性疾病需要长期诊疗与管理的趋势,积极推动干眼的规范化诊疗,不同级别的干眼中心的建设工作势在必行。干眼中心配备专业团队,建立规范化的诊疗流程,制订危险因素预防、物理和药物联合治疗、心理疏导等综合性方案,从而对患者进行长期化和个性化的诊疗。干眼中心的专科化、专业化、团队化对干眼的早期预防、早期诊断、早期治疗具有重要意义。

# 第二章
# 干眼中心服务项目可行性分析

干眼中心服务项目主要包括干眼问卷、干眼检查项目和干眼治疗项目。干眼问卷是免费的,在干眼诊疗中是必不可少的。干眼检查项目包括普通检查项目(包括视力、眼压、裂隙灯检查和裂隙灯辅助检查)、干眼常规检查项目、眼表综合检查分析、干眼实验室相关检查项目、干眼特殊检查项目以及干眼相关全身疾病检查项目。干眼治疗项目包括药物治疗、物理治疗和手术治疗。可根据开设的干眼中心规模大小、定位高低、临床需求选择开展相应的服务项目,下面来详细了解一下干眼中心服务项目。

## 第一节　干眼问卷

干眼是受主观症状影响较大的一种疾病,问诊尤为重要,但在大规模人群中进行干眼筛查及干眼症状严重程度评估时,问诊相对困难,为方便干眼症状量化及干眼流行病学调查,干眼问卷被广泛应用于临床及流行病学研究。

参考国内外专家共识,目前临床上常用的干眼问卷主要有眼表疾病指数(ocular surface disease index,OSDI)问卷、干眼调查问卷(dry eye questionnaire-5,DEQ-5)、干眼标准症状评估(standard patient evaluation of eye dryness,SPEED)问卷、McMonnies 干眼调查问卷和中国干眼问卷量表(附录 I ~ V)。在中国干眼专家共识中,OSDI 和中国干眼问卷量表评分被推荐为诊断干眼的指标之一,各个干眼中心可根据自身情况选择使用干眼问卷。干眼问卷量表汇总见表 2-1。

表2-1　干眼问卷量表汇总

| 编号 | 类型 | 描述 | 分类 | 项目数 | 回忆频率 | 实用性 | 推荐指数 |
|---|---|---|---|---|---|---|---|
| 1 | OSDI | 眼表疾病指数 | 症状和与健康相关的生活质量 | 12 | 近1周 | 临床研究 | ＊＊＊ |
| 2 | DEQ-5 | 干眼调查问卷-5 | 症状和严重程度 | 5 | 1个月和睡前2小时 | 症状评估和流行学调查 | ＊＊ |
| 3 | SPEED | 干眼的标准患者评价 | 症状 | 3 | 3个月 | 流行病学研究和临床实践 | ＊＊ |
| 4 | McMonnies | 干眼病史的关键问题 | 症状和危险因素 | 12 | 未指定 | 临床研究 | ＊ |
| 5 | 中国干眼问卷量表 | 中国干眼问卷量表 | 症状 | 12 | 未指定 | 临床研究 | ＊＊＊ |

# 第二节　干眼检查项目

## 一、普通检查项目

### （一）视力和眼压

视力是指人眼视网膜分辨两点间最小距离的能力,分为远视力和近视力,远视力为眼睛能够识别远方物体或目标的能力,近视力则为能够识别近处细小对象或目标的能力。近视力检查可了解眼的调节能力,与远视力检查配合可辅助诊断屈光不正、白内障、眼底病等影响视力的疾病。眼压是眼球内容物对眼球壁的压力,正常人的眼压稳定在一定范围内,以维持眼球的正常形态。

视力和眼压是眼科最基础的检查项目,是初步诊断眼科疾病最常用的检查,也是临床试验中评价安全性的指标,开展此检查项目所需配备的视力表和眼压计较便宜。

### （二）裂隙灯检查

裂隙灯全称为裂隙灯活体显微镜,是眼科必不可少的检查仪器,可直接检查眼部浅表组织,如眼睑、睑缘、睫毛根部、泪小点、结膜及角膜等,有助于干眼诊断;还可通过不同的检查方法观察前部屈光间质(介质)不同层次以及深部组织的细微病变,以提高检查精准度。裂隙灯检查对眼部疾病的诊断和检查至关重要,是干眼甚至眼科基础且必需的检查项目。

此外,目前一些裂隙灯带有数码拍照功能,可对眼前节正常或病变组织进行照相,有助于治疗前后的疗效对比,尤其适用于伴有角膜上皮损伤的干眼患者。该项目没有耗材,对检查人员要求也不是很高,因此配备了数码照相裂隙灯的干眼中心可开展眼前节数码照相检查。

### (三)裂隙灯辅助检查

在裂隙灯检查的基础上,联合使用一些辅助工具可完成更多眼科检查项目,如配合使用荧光素钠试纸观察泪膜稳定性;配合使用活体染料(荧光素钠、丽丝胺绿 B)对眼表组织或细胞进行染色,观察角膜和结膜有无损伤。此外,还可联合使用前置镜观察前房角、玻璃体及眼底等。

裂隙灯检查及裂隙灯辅助检查是干眼中心检查项目中不可或缺的服务项目。

## 二、干眼常规检查项目

### (一)泪膜破裂时间检查

干眼发生的核心是泪膜稳定性下降,评估泪膜稳定性最常用的检查方法是泪膜破裂时间(图 2-1),故泪膜破裂时间检查项目的开展很重要。临床上常用的泪膜破裂时间检查分为荧光素染色泪膜破裂时间和非干涉性泪膜破裂时间。荧光素染色泪膜破裂时间检查需要使用荧光素钠试纸染色后在裂隙灯显微镜下观察,检查过程简单,开展所用花费也少,但对检查人员的要求较高;非干涉性泪膜破裂时间检查需要专业的仪器进行检查(如眼表综合分析仪),检查操作过程较荧光素染色泪膜破裂时间更简单,对检查人员的要求不是很高,但要求患者配合度高。因此,各干眼中心可根据自身情况选择适合的方法开展此项检查项目。

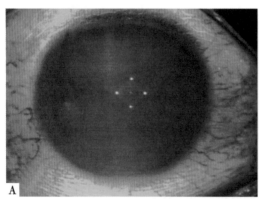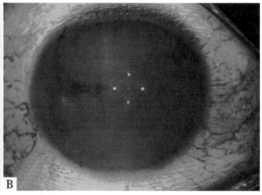

A. 泪膜破裂前;B. 泪膜破裂后

**图 2-1 角膜荧光素染色泪膜破裂状态**

### （二）泪液分泌检查

Schirmer 试验是目前临床上最常用的定量检测水液性泪液分泌的方法,可帮助诊断水液缺乏型干眼(图 2-2)。根据是否麻醉及检查目的,Schirmer 试验分为基础 Schirmer 试验、Schirmer Ⅰ试验和 Schirmer Ⅱ试验。其中,Schirmer Ⅰ试验临床应用最为广泛,其检查结果也是《中国干眼专家共识:检查和诊断(2020 年)》中干眼诊断的指标之一,整个操作过程简单,对检查人员的要求不高,开展所用花费少,仅需要 Schirmer 试纸即可完成。酚红棉线试验也是一种检查泪液分泌量的方法,能评估泪河的容量,现在市面上已有商品化的酚红棉线,类似于 Schirmer 试纸,但一些报道发现酚红棉线试验与其他方式测得的泪液量之间无显著相关性,与干眼症状的相关性亦不高,且与 Schirmer 检查结果的一致性无明确定论。因此,建议干眼中心选择 Schirmer 试纸开展此项检查项目。

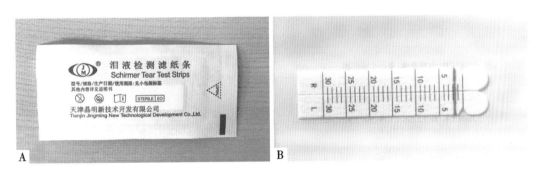

A.泪液检测滤纸条外包装;B.泪液检测滤纸条

**图 2-2　泪液检测滤纸条**

### （三）泪河高度测量

泪河是眼表储存泪液的蓄积池,泪河泪液量占总泪液量的 75%～90%,泪液量在维持眼表健康中占据着重要地位,是诊断干眼的关键指标之一。泪河高度测量可在裂隙灯下直接粗略估计,也可通过专业仪器(如泪河计、眼前节光学相干断层扫描仪、眼表综合分析仪)进行精确检查,操作过程简单,且无须耗材(图 2-3)。此外,使用泪河试纸在裂隙灯显微镜下观察泪河情况,可在 5s 内完成单眼泪液量的检测,亦可评估眼表泪液量。泪河试纸测量是一种快速、无创性检查方法,仅需一台裂隙灯即可完成,操作简便,但泪河试纸是一种耗材,且价格高于其他干眼检查试纸。各干眼中心可根据自身情况选择适合的检查方法开展此项目。

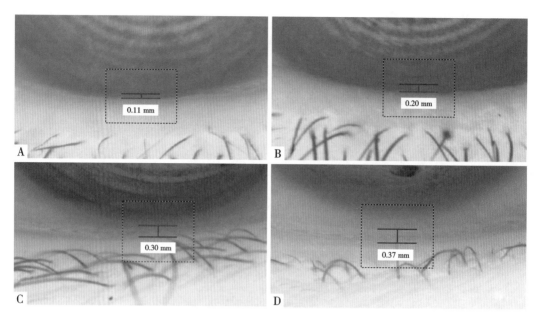

A.0.11 mm;B.0.20 mm;C.0.30 mm;D.0.37 mm

图2-3　泪河高度(红外光下)

### (四)泪膜脂质层分析

泪膜分为三层,由外到内分别为脂质层、水液层和黏蛋白层。睑板腺分泌的睑酯形成泪膜的最外层即脂质层,对维持泪膜稳定性和眼表健康至关重要,对蒸发过强型干眼的诊断也具有重要的价值。此项检查需要专业设备,如干眼仪、LipiView 眼表干涉仪、眼表综合分析仪等。干眼仪现已停产,LipiView 眼表干涉仪可定量检查泪膜脂质层的厚度(图2-4A),眼表综合分析仪可定性检查泪膜脂质层的厚度(图2-4B),目前部分品牌的眼表综合分析仪也可定量检查泪膜脂质层的厚度,但数据准确性尚无定论。无论使用哪种检查设备,此检查均操作简单,对检查人员的要求也不高。

### (五)睑缘拍照

睑缘是指眼睑边缘2 mm 区域,睑缘部组织的亚急性或慢性炎症即为睑缘炎,睑缘炎可导致不同程度的泪液功能障碍。医生可在裂隙灯下直接观察睑缘情况,但无法留存照片,眼前节照相系统和眼表综合分析仪的前节照相系统可拍摄、记录睑缘情况(图2-5),便于观察患者病情变化,指导医生用药。此检查项目不涉及耗材,对检查人员的要求也不高,但需要专业的仪器设备。

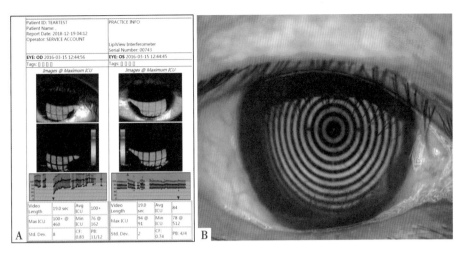

A.LipiView 眼表干涉仪检查报告;B.眼表综合分析仪测定脂质层厚度

**图2-4　泪膜脂质层厚度分析**

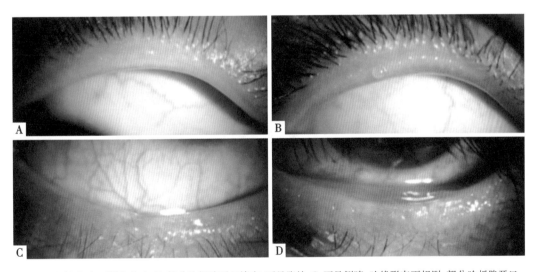

A.睑板腺开口帽冠,突出;B.部分睑板腺开口堵塞,可见脂栓;C.可见倒睫,睑缘形态不规则,部分睑板腺开口消失;D.睑缘充血、肥厚,黏膜角化,部分睑板腺开口堵塞,可见脂栓,部分睑板腺开口消失

**图2-5　睑缘形态改变**

## (六)睑板腺分泌功能评估

睑板腺分泌功能障碍(meibomian gland dysfunction,MGD)是临床常见的眼表疾病,同时也是导致干眼的主要原因。《实用干眼诊疗学》一书提出:MGD 的诊断主要依据体征,而睑板腺分泌异常是 MGD 诊断的必备体征之一,故睑板腺分泌功能的评价对 MGD

以及相关干眼的诊断具有重要意义。睑板腺分泌功能的评价包括睑板腺排出能力和睑板腺分泌物性状两个方面的评价(图2-6),可使用棉签按压睑板腺开口进行粗略评价,若需要精确检查或有科研需要,可使用睑板腺评估器(meibomian gland evaluate,MGE)来完成,操作也较简单。

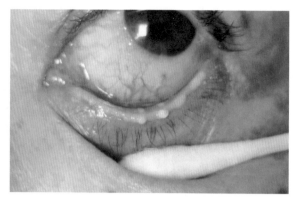

图2-6 睑板腺分泌物

### (七)睑板腺红外照相

MGD诊断主要依据的体征除泪膜脂质层、睑缘和睑板腺开口、睑板腺分泌物性状外,睑板腺缺失情况亦具有重要的参考价值,可作为辅助诊断指标和用于评价MGD的严重情况,故睑板腺红外照相对MGD以及相关干眼的诊断具有重要意义(图2-7)。睑板腺红外照相需要专业的仪器设备,如眼表综合分析仪,此项检查不涉及耗材,操作简单。

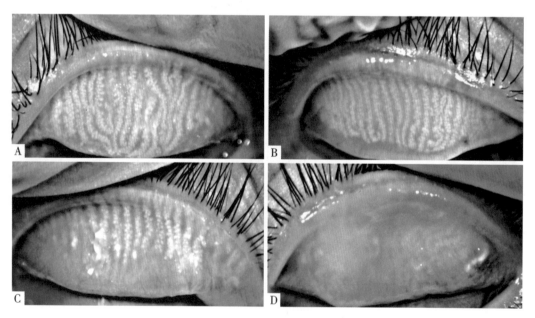

A.0分;B.1分;C.2分;D.3分(0分,睑板腺无缺失;1分,睑板腺缺失比例<1/3;2分,睑板腺缺失比例1/3～2/3;3分,睑板腺缺失比例>2/3)

图2-7 睑板腺红外照相评分

### （八）泪液清除率测量

泪液清除率是指通过泪液稀释或排出导致泪膜或泪液中加入的标记物清除的速率，是检测泪液动力学的试验方法之一。目前临床上常通过 Schirmer 试纸来判断泪液的清除情况，这种方法虽然不能精确地测量出泪液清除量，但操作方便，更加实用，可以同时评估基础泪液分泌、反射性泪液分泌和泪液清除情况。此项检查项目目前临床使用较少，各干眼中心可根据自身情况选择开展。

## 三、眼表综合分析检查

眼表综合分析检查（图2-8）是使用眼表综合分析仪对眼表情况进行综合评估，可从泪河高度测量、非干涉性泪膜破裂时间、脂质层分级/定量、眼红分析、睑板腺开口照相、睑板腺照相和角膜荧光素染色分析七个方面选取两个或两个以上方面进行评估，为眼表疾病尤其是干眼的诊断以及分型、分度提供快速准确的依据。此项检查由众多单一的检查项目组成，检查较全面，收费较其他单项检查项目偏高

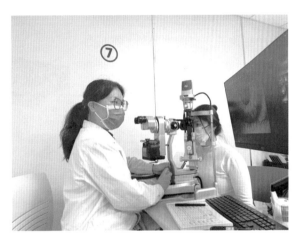

图2-8　眼表综合分析检查

一些，购买1台机器可完成多项检查项目，性价比高。

## 四、干眼实验室相关检查

1.**螨虫镜检**　蠕形螨在眼部主要寄生于睫毛毛囊及睑缘皮肤，最常引起蠕形螨睑缘炎，进而引起角结膜的病变，若不及时处理，甚至可影响视功能。干眼患者伴有蠕形螨感染的概率较大，螨虫镜检（图2-9）是利用光学显微镜对睫毛根部的螨虫进行的微生物学检查，现在市面上已有连接拍照

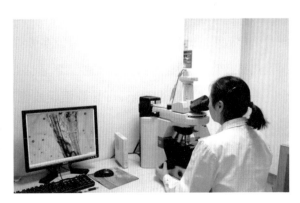

图2-9　螨虫镜检

系统的光学显微镜,操作方便,对检查人员的要求不高,同时也不需要过多耗材,性价比高。

**2.其他实验室检查** 泪液渗透压检测、泪液蕨样变试验和结膜印迹细胞学检查也是干眼的实验室检查,但不可作为诊断性检查,可用于干眼的辅助检查,临床使用相对较少。

## 五、干眼的特殊检查

### (一)角膜知觉检查

角膜的感觉神经对于营养角膜、维持角膜上皮的完整性、刺激泪液分泌和调节瞬目反射具有非常重要的作用。干眼患者常存在角膜知觉减退,角膜知觉的检查对评估干眼患者病情十分重要。临床上角膜知觉可使用棉絮或角膜知觉测量仪进行检查(图2-10),此检查操作简单,对检查人员要求不是很高。

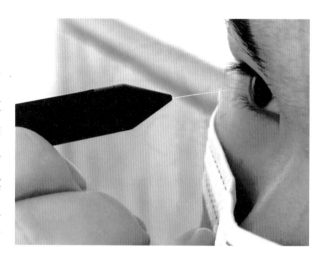

图2-10　角膜知觉检查

### (二)其他特殊检查

其他特殊检查包括活体共聚焦显微镜检查、视觉质量检查和角膜地形图检查,这些检查结果可作为干眼诊断的辅助检查。

活体共聚焦显微镜可以对干眼患者的角膜上皮、角膜基质细胞、角膜神经、角膜内的免疫及炎症细胞、结膜杯状细胞以及睑板腺等进行观察,方便医生观察患者病情变化和评价治疗效果。此外,活体共聚焦显微镜亦可对螨虫进行检查。此项检查需要使用活体共聚焦显微镜,对检查人员要求较高。

干眼患者的泪膜不稳定,可导致泪膜成像质量下降,进而造成视物模糊或视力波动,但这种视觉改变多为间歇性、主观性的改变。客观的视觉质量检查能呈现实时的视觉质量,可用来辅助评估干眼患者的视觉质量情况。此项检查需要使用专业的检查设备,如客观视觉质量分析系统、iTrace视觉质量分析仪、视力表、波前像差仪等,临床使用较少。

角膜地形图主要应用于屈光性角膜手术前后的常规检查、圆锥角膜排查等。随着角膜地形图的广泛应用,其用途已拓展到用于相关角膜病变和干眼的辅助诊断。角膜地形图的一些参数可作为干眼诊断参考指标,亦有助于人工泪液等方法重建泪膜的疗效判断。此项检查需要配备角膜地形图检查仪,也不能作为诊断性检查,目前在干眼诊疗方面使用仍较少。

计划建设较高级别或者有科研需要的干眼中心可以开展上述三项干眼特殊检查项目。

## 六、干眼相关全身疾病检查

一些全身性疾病如精神心理疾病、免疫性疾病、内分泌系统疾病可引起干眼,或者和干眼相互影响。一些合并全身疾病的患者往往首诊于眼科或者干眼中心。对于怀疑有全身疾病的患者,接诊时需认真询问病史,并根据情况开具全身疾病的相关检查。

对于可能存在心理障碍的患者应首先填写筛查量表(焦虑筛查量表和抑郁筛查量表,附录Ⅵ、Ⅶ),初步评估患者的心理状态,以为下一步诊疗提供方向。免疫性疾病和内分泌系统疾病的筛查需要在详细问诊的基础上,根据不同的情况选择不同的血液学指标进行筛查。如果实验室血液检查结果为阳性,建议患者至内科进行会诊,眼科医生与内科医生共同制订治疗方案。

若是综合性医院新建设干眼中心,医院检验科可以完成血液学指标的检查,那么此项检查可以开展;若是专科医院或新建设独立的干眼中心,未配备检验科室,此检查项目可以考虑和综合性医院联合开展。

干眼中心可开展的检查项目汇总见表2-2,各干眼中心可根据自己的实际情况选择。

表2-2 可开展检查项目汇总

| 序号 | 可开展的项目 | 检查项目名称 | 具体检查项目名称 | 是否需要耗材 | 是否需要专业的设备 | 推荐指数 |
|---|---|---|---|---|---|---|
| 1 | 普通检查 | 视力 | 视力 | 否 | 是 | ☆☆☆ |
| | | 眼压 | 眼压 | 否 | 是 | ☆☆☆ |
| | | 裂隙灯检查 | 裂隙灯检查 | 否 | 否 | ☆☆☆ |
| | | | 裂隙灯辅助检查（泪河试纸、活体染色等） | 是 | 否 | ☆☆☆ |
| 2 | 干眼常规检查 | 泪膜破裂时间检查 | 荧光素染色泪膜破裂时间 | 是 | 否 | ☆☆☆ |
| | | | 非干涉性泪膜破裂时间 | 否 | 是 | ☆☆ |
| | | 泪液分泌检查 | Schirmer I 试验 | 是 | 否 | ☆☆☆ |
| | | | 酚红棉线试验 | 是 | 否 | ☆ |
| | | 泪河高度测量 | 泪河高度测量 | 否 | 是 | ☆☆ |
| | | 泪液清除率测量 | 泪液清除率测量 | 是 | 否 | ☆ |
| | | 泪膜脂质层分析 | 泪膜脂质层分析 | 否 | 是 | ☆☆ |
| | | 睑缘拍照 | 睑板腺开口检查 | 否 | 是 | ☆☆ |
| | | 睑板腺分泌功能评估 | 睑板腺排出能力评分 | 否 | 是 | ☆☆ |
| | | | 睑板腺分泌性状评分 | 否 | 是 | ☆☆ |
| | | 睑板腺红外照相 | 睑板腺红外照相 | 否 | 是 | ☆☆ |
| 3 | 眼表综合检查分析 | 眼表综合检查分析 | 眼表综合检查分析 | 否 | 是 | ☆☆☆ |
| 4 | 干眼实验室相关检查 | 螨虫镜检 | 螨虫镜检 | 否 | 是 | ☆☆ |
| | | 泪液渗透压检测 | 泪液渗透压检测 | 否 | 是 | ☆ |
| | | 泪液蕨样变试验 | 泪液蕨样变试验 | 否 | 是 | ☆ |
| | | 印迹细胞学检查 | 印迹细胞学检查 | 否 | 是 | ☆ |

续表 2-2

| 序号 | 可开展的项目 | 检查项目名称 | 具体检查项目名称 | 是否需要耗材 | 是否需要专业的设备 | 推荐指数 |
|---|---|---|---|---|---|---|
| 5 | 干眼的特殊检查 | 角膜知觉检查 | 角膜知觉检查 | 否 | 是 | ☆ |
| | | 活体共聚焦显微镜检查 | 活体共聚焦显微镜检查 | 否 | 是 | ☆ |
| | | 视觉质量检查 | 视觉质量检查 | 否 | 是 | ☆ |
| 6 | 干眼相关全身疾病检查 | 精神心理疾病 | 焦虑筛查 | 否 | 否 | ☆☆（必要时） |
| | | | 抑郁筛查 | 否 | 否 | ☆☆（必要时） |
| | | 免疫性疾病 | 免疫学相关指标 | 否 | 是 | ☆☆ |
| | | 内分泌系统疾病 | 血糖、性激素六项，甲功三项等 | 否 | 是 | ☆☆ |

**17**

# 第三节　干眼治疗项目

目前干眼治疗的主流方式是药物治疗和物理治疗,一些难治性干眼患者可以考虑手术治疗。干眼中心建设在开展治疗项目时,建议首先开展药物治疗和物理治疗,满足大部分患者的临床需要,再根据自身定位选择开展手术治疗项目满足少部分病情复杂患者的需要。

## 一、干眼药物治疗

目前用于干眼治疗的药物种类很多,主要有四大类:补充泪液类药物、抗炎类药物、修复眼表类药物和抗菌类药物,从药物种类角度来说,人工泪液占比最多;从药物使用方法角度来说,大部分为局部用药即滴眼液或眼膏(凝胶),少部分为口服药物。每种药物大类里面又有很多亚类,有时虽是同一种药物,但又有国产与进口之别,或是包装剂量的区别(单只装和整瓶装),或是浓度高低的区别,或是医保是否报销的区别,这些差异也形成了价格的差异。

随着国内外学者研究的不断深入,干眼发病机制的进一步探索,更多种类的药物被研发,如抗氧化类药物等。因此,在建设干眼中心时,在保证患者基本用药的基础上,可酌情考虑增加更多类型药物,如一些新型药物,为患者提供更多的药物选择。

## 二、干眼物理治疗

物理治疗也是干眼治疗的重中之重。干眼物理治疗项目有很多,有些治疗项目需要专业的设备,有些治疗项目需要配备相关耗材,有些项目需要按疗程多次治疗,不同的治疗项目收费也各不相同,各干眼中心可根据自身情况选择开展相应的干眼物理治疗项目。

### (一)睑缘清洁

睑缘清洁可有效去除睫毛根部、睑缘周围皮肤的分泌物、微生物,具有改善眼睑卫生的作用。睑缘清洁的方法如下:医用棉签或清洁湿巾清洁、睑缘清洁仪深度清洁及睑缘清创术,患者居家可使用医用棉签或清洁湿巾清洁睑缘,干眼中心可开展睑缘清洁仪深度清洁(图2-11)和睑缘清创术。睑缘深度清洁需要使用专业设备——睑缘清洁仪,并配合使用睑缘清洁液,有一定的治疗效果,但此项目需要耗材,包括睑缘清洁液和睑缘清洁仪配套的清洁棉头,收费也相对贵一些。睑缘清创术需要使用无菌高尔夫杆型显微刮刀,对治疗人员要求较高,目前临床上并不常用。

### (二)超声雾化熏蒸

超声雾化熏蒸(图2-12)作用原理是将药液置入超声雾化仪的容器中,通过超声波的作用使水溶性药物雾化,与水蒸气一起形成雾化分子,充分分布于眼罩中,药物雾化分子渗入眼部皮肤与黏膜。一些仪器同时具有加热功能,喷雾呈热气熏蒸眼部,其温度一般控制在40~45 ℃。超声雾化熏蒸治疗能保持恒定温度、湿度和药物浓度,同时氧气的输入可加速眼部新陈代谢,改善眼组织低氧状态和血液循环,缓解干眼和视疲劳,已被纳入《中国干眼专家共识:治疗(2020年)》。干眼中心可选择开展"超声雾化熏蒸+睑板腺按摩"的治疗套餐项目,提升患者的治疗效果和体验感,增强患者到干眼中心就诊的黏性。

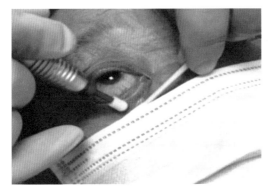

图2-11　睑缘清洁

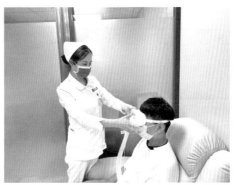

图2-12　超声雾化熏蒸

### (三)热敷

热敷主要适用于蒸发过强型干眼的治疗,其原理是通过局部加热,联合睑板腺按摩以改善或恢复睑板腺功能。目前热敷方式如下:热毛巾、一次性蒸汽热敷眼罩(图2-13)和可循环使用的加热眼罩等。患者居家可采用热毛巾、一次性蒸汽热敷眼罩和可循环使用的加热眼罩等方式进行热敷。干眼中心可选择使用一次性蒸汽热敷眼罩,因单人一次性使用可有效保证卫生。

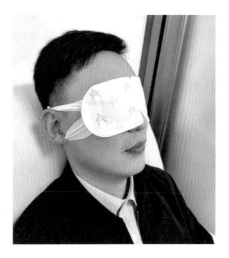

图2-13　一次性蒸汽热敷眼罩

### (四)睑板腺按摩

睑板腺按摩(图2-14)是使用手指、棉签、玻璃棒等物体直接挤压上、下睑板腺来促进阻塞的睑板腺分泌物排出,是目前使用最广泛的治疗MGD的方法之一。干眼中心常用的睑板腺按摩方法:①棉签或玻璃棒按摩;②睑板腺镊按摩;③睑板腺垫板按摩。棉签按摩的力度最小,其次是玻璃棒,睑板腺镊按压力度较玻璃棒大。棉签有棉絮,并在治疗过程中可能折断从而误伤患者眼睛;睑板腺垫板按摩需将垫板放置于眼球与眼睑之间,治疗过程中需要患者高度配合,故推荐使用玻璃棒和睑板腺镊按摩。玻璃棒、睑板腺镊和睑板腺垫板需要无菌,每次使用后均需灭菌消毒。近有研究发现,使用一次性1 mL空针头也可进行睑板腺按摩,无须消毒灭菌,使用不受限,安全、成本低,但其有效性和安全性还需更多的研究来支持。各干眼中心可根据情况选择适合的睑板腺按摩方法。

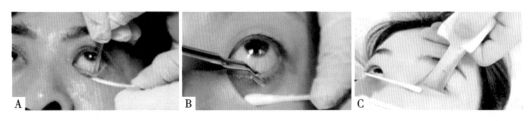

A.玻璃棒按摩;B.睑板腺镊按摩;C.睑板腺垫板按摩

**图2-14　睑板腺按摩**

### (五)冷敷

冷敷是应用比人体温度低的物理因子(冷水、冰块等)刺激皮肤或黏膜以治疗疾病的一种物理治疗方法。水液缺乏型干眼患者可以选用冷敷治疗,以促进基础泪液分泌。干眼中心多选择使用冷敷贴对患者进行冷敷,可用于干眼的单独治疗,也可用于热敷、强脉冲光(intensive pulsed light,IPL)等与睑板腺按摩相结合的干眼治疗之后,以缓解睑板腺按摩挤压后的疼痛、眼痒等不适症状,提高患者的治疗舒适感。

在开展热敷、睑板腺按摩和冷敷治疗项目时,可选择开展"睑板腺按摩""热敷"和"冷敷"等单项物理治疗项目,也可选择开展"热敷+睑板腺按摩"或"热敷+睑板腺按摩+冷敷"等套餐项目,不同的套餐项目收费不一,患者有更多的选择空间,在保证患者良好治疗效果的基础上,干眼中心也有一定的收益。

### （六）强脉冲光

IPL 是一种以脉冲方式发射的高强度非激光光源，其光源是惰性气体（通常为氙气）闪光灯，发射的强光可作用于皮肤组织，产生光热和光化学作用。近年来，IPL 治疗（图 2-15）被广泛应用于眼科，尤其是应用于 MGD 及相关干眼、睑缘炎、睑腺炎（麦粒肿）和睑板腺囊肿（霰粒肿）等疾病，因其无创、安全、作用快捷的特点，在治疗 MGD 及相关干

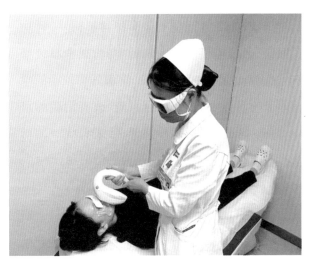

图 2-15 强脉冲光治疗

眼、难治性 MGD 和蠕形螨睑缘炎等方面发挥日益重要的作用。目前此治疗项目属于干眼物理治疗中的主流项目，其开展需要专业的设备——IPL 治疗仪，需要按疗程多次治疗。此项目的开展对患者来说，可以享受到良好的治疗服务与效果；对干眼中心来说，可以创造良好的收益。

### （七）热脉动

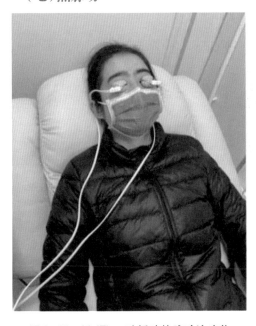

图 2-16 LipiFlow 睑板腺热脉动治疗仪

LipiFlow 睑板腺热脉动治疗仪是一种用于治疗 MGD 的电动热脉冲设备，可同时对上、下眼睑的睑结膜面进行加热，并同时从眼睑皮肤面对睑板腺进行脉冲式按摩（图 2-16），主要适用于睑板腺导管囊样扩张的成年患者，包括 MGD 和蒸发过强型干眼。此治疗项目需要使用到专业的设备和耗材——热脉动治疗仪和一次性热脉动激活头，因此收费价格较高，患者接受度偏低，各干眼中心可根据自身情况有选择地开展此项治疗。

### （八）湿房镜

湿房镜（图2-17）又叫保湿护目镜，是一种功能性眼镜，通过提供一个密闭的空间，减少眼表暴露和空气流动所致的泪液蒸发，使水分在较小的空间里不断循环，从而达到保存泪液、改善泪膜的目的。目前，市面上湿房镜种类繁多，未有统一的行业标准，建议患者按需选择合适自己的产品。

### （九）泪道栓塞

泪道栓塞是物理治疗，其原理主要是通过医用材料特制的泪点塞（图2-18）或泪小管栓阻塞泪道，延长眼表自身泪液的停留时间，同时降低泪液

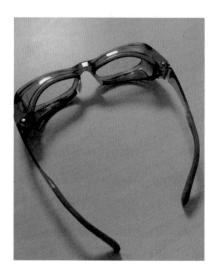

图2-17　湿房镜

渗透压，恢复和维持眼表健康环境，以减少人工泪液的使用频率。此项治疗需要耗材泪点塞和泪小管栓，泪点塞被置于泪小点的开口处，泪小管栓被放置于泪小管的深处，无须专业的仪器设备，目前耗材的收费较高，各个干眼中心可根据自身情况有选择地开展此治疗项目。

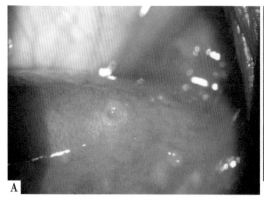 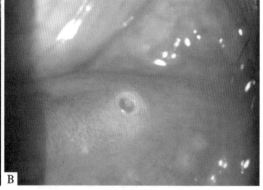

A. 植入前；B. 植入后

图2-18　泪点塞植入

### （十）治疗性接触镜

治疗性接触镜是非矫正屈光不正的一类接触镜，可覆盖眼表，保护角膜。干眼治疗常用的接触镜有治疗性软性角膜接触镜（又称绷带镜）和硬性透气性巩膜镜（又称巩膜镜），主要作用包括对角膜的机械保护和减少角膜的干燥。绷带镜早已应用于角膜及眼

表病的治疗中,属于耗材类产品,其有效性和安全性已得到验证;巩膜镜已有商品化的产品,但价格较高且对验配人员要求高,目前并未广泛使用,但随着干眼患者的需求扩大,此治疗项目可规划到拟开展的治疗项目中。

## 三、干眼手术治疗

一些药物、物理治疗等疗效不佳且病情较重的干眼患者可考虑选择手术治疗。目前干眼手术治疗方法包括睑板腺腺管探通术、羊膜相关手术、睑缘缝合术、结膜松弛矫正术、泪小点和泪小管相关手术、腺体移植术和角膜缘干细胞移植术等,干眼中心可根据需要选择开展适合的手术治疗项目。

干眼中心可开展的治疗项目汇总见表2-3,各干眼中心可根据自己的实际情况选择。

表2-3 可开展的治疗项目汇总

| 序号 | 可开展的项目 | 具体治疗项目名称 | 是否需要耗材 | 需要是否专业的设备 | 推荐指数 |
|---|---|---|---|---|---|
| 1 | 热敷 | 热敷 | 是 | 否 | ☆☆☆ |
| 2 | 超声雾化熏蒸 | 超声雾化熏蒸 | 是 | 是 | ☆☆☆ |
| 3 | 睑板腺按摩 | 睑板腺按摩 | 否 | 是 | ☆☆☆ |
| 4 | 冷敷 | 冷敷 | 是 | 否 | ☆☆☆ |
| 5 | 强脉冲光治疗 | 强脉冲光治疗 | 否 | 是 | ☆☆☆ |
| 6 | 睑缘清洁 | 睑缘深度清洁 | 是 | 是 | ☆☆ |
| | | 睑缘清创术 | 否 | 是 | ☆ |
| 7 | 热脉动治疗 | 热脉动治疗 | 是 | 是 | ☆ |
| 8 | 湿房镜 | 湿房镜 | 是 | 否 | ☆☆ |
| 9 | 泪道栓塞 | 泪点塞治疗 | 是 | 否 | ☆☆ |
| | | 泪小管栓治疗 | 是 | 否 | ☆ |
| 10 | 治疗性接触镜 | 绷带镜治疗 | 是 | 否 | ☆☆ |
| | | 巩膜镜治疗 | 是 | 否 | ☆ |

# 第三章
# 干眼中心团队建设

干眼中心的团队建设,是整体建设的重要组成部分,关系到本中心医疗水平、服务质量能否满足时代进步的要求和人民群众对医疗服务增长的需求。团队建设是干眼中心具备核心竞争力、提升凝聚力、实现医院现代化管理的客观要求和前提,是最大限度的体现干眼中心社会形象、发挥干眼中心社会效益的关键所在。

## 第一节　团队人员的基本素养

我国干眼人口众多、发病机制复杂、个体差异大。患者长期罹患干眼,不仅视觉质量和生活质量会受到负面影响,也更容易出现焦虑、抑郁等心理健康问题,对社会安全稳定造成重大影响。基于上述干眼患者临床特点,干眼中心团队人员须具备以下基本素养。

### 一、独立工作和学习能力

随着社会对干眼认识的不断增加,人们对从事干眼工作的人员也提出了更高要求。要胜任干眼中心的工作,干眼中心团队人员在必须具备良好的专业知识和技能、熟悉干眼诊疗与管理规范化流程、能够快速独立地处理大量疑难问题能力的同时,也需具备较强的学习能力,了解国内外干眼诊疗最新进展,掌握干眼治疗新技术,更好地服务患者。

### 二、沟通能力和服务意识

从事干眼工作的相关人员需具备良好的沟通能力和服务意识。医患沟通是整个医疗过程中的重要环节,加强医患沟通可以增加患者对医务人员及整个干眼中心的信任、医生与患者之间的信息交流和相互理解、患者战胜疾病的信心,取得患者最大限度的密切配合,使很多医疗纠纷得以化解或使医疗纠纷消灭在萌芽状态。

随着社会经济的发展,医学模式的转变,人们对医疗保健提出了更高的要求,除要得到及时、准确、有效的治疗外,也要获得周到的服务及满意的就诊体验。因此,干眼中心团队人员要树立优质的医疗服务意识,以患者为中心,处处为患者着想,一切诊疗活动都要把患者放在首位,为患者提供"优质、高效、低耗、满意、放心"的医疗服务。

### 三、耐心和责任心

干眼是一种慢性眼表疾病,需进行长期治疗。大多数干眼患者病程长、病史复杂,且部分患者伴有心理健康问题,因此干眼中心团队人员需要有足够的耐心聆听患者的倾诉,全面了解患者的干眼诊疗情况,制订科学、合理、规范的诊疗方案。医疗工作需要严谨的工作态度,干眼中心团队人员需具有高度责任心,确保工作的每个环节零差错。

### 四、团队协作精神

团队精神是大局意识、协作精神和服务精神的集中体现,是保证团队高效运转的关键,核心是协同合作。干眼患者的就医过程仅仅依靠干眼医生是远远不够的,它需要干眼中心团队之间的通力合作。干眼患者就诊链条任一环节的出错,都有可能导致整个链条的断裂,从而延误诊疗。因此,每位成员都要有团队意识,主动发扬团队协作精神。

# 第二节　团队的组成及建设

干眼中心是以干眼诊断和治疗为中心的医疗机构,所需的人才包括医务人员、行政后勤人员及运营人员。

### 一、医务团队的组成及建设

#### (一)医务团队的组成

干眼中心医务团队(图3-1)主要由学科带头人/中心主任、医生、技师、护士、心理咨询人员、患教专员及药剂师构成。

1. 学科带头人/中心主任　在干眼中心的医务团队中,最重要的成员是学科带头人。医院学科带头人/中心主任是指某一学科领域中,专业学术水平最高、专业技术能力最好、在医院专科与专业业务建设中具有带头与引领作用的专家与教授,是医院医疗业务

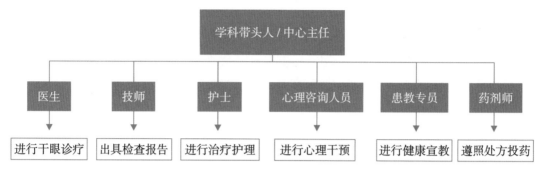

图 3-1　医务人员构成

建设的核心人才。优秀的学科带头人直接影响干眼中心医疗、教学、科研等工作的质量,其应达到以下几点要求。

(1)专业理论基础扎实,知识面广,临床技能优秀,有驾驭本专业理论与实践的能力;同时能熟练、系统地讲授本学科专业课,教学考核优秀。

(2)较强的科研能力,富于创新精神,对本学科国内外的前沿动态有较深的了解和一定的见解,对学科发展有预见性,善于瞄准科学研究前沿和突破点,不断开拓进取。

(3)较强的组织管理能力,智于决策,巧于组织,精于分工,勇于负责,善于集思广益、博采众长,能有效地组织不同学科交叉,团结不同类型人才协同合作,发挥各方面的积极性,实现有效组合。

(4)重视青年医生的选拔培养及人才的储备,建设及稳定学科梯队。

(5)积极参加学术研讨活动,开展学术交流,提高干眼中心的知名度和影响力,扩大干眼中心品牌效应。

2. 医生　我国干眼人口众多、发病机制复杂、个体差异大,亟需专业性较强的专病医生从事干眼诊疗工作。干眼中心医生须达到以下几点要求。

(1)接受过系统医学教育,具有较强的临床思维能力及逻辑分析能力。

(2)具备良好的专业理论知识和临床技能。

(3)熟悉干眼诊疗与管理规范化流程。

(4)熟悉各种检查设备和治疗设备的操作,且具有排查设备基本故障的能力。

(5)熟悉和掌握各种检查结果的分析,出现特殊情况时,能够指导检查者对有疑问的检查结果进行复查,确保检查结果的可靠性。

(6)定期进行患者随访,保证院外延续性管理,建立和保持良好医患关系,以便掌握第一手资料进行统计分析、积累经验,提高业务水平,顺利开展科研工作。

3.技师　在学科带头人的领导下,完成干眼中心患者的检查工作,及时出具报告,并做好设备的基本维护工作。为满足患者检验项目的需求,公立医院的干眼中心可使用医院的检验科,独立的干眼中心需设立由检验技师组成的检验科,在此不作赘述。技师需达到以下几点要求。

(1)负责视力、眼压、电脑验光、双眼表综合分析、泪膜脂质层厚度、眼前节光学相干断层扫描仪、视觉质量分析、角膜地形图、螨虫镜检、眼表活体共焦显微镜等检查项目,按时出具检查结果报告。

(2)认真执行各项规章制度和技术操作规范,做好登记与统计工作。

(3)遇到与临床诊断不符或有疑难问题时,及时与医生联系,做好沟通工作。

(4)定期检查、维护设备,保证设备性能良好,负责制订购买设备零配件计划,保管设备零配件及维修工具。

(5)保证检查室内的环境与设备要求相符,做好室内的清洁卫生工作。

(6)按时统计并上报各类检查工作量。

4.护士　干眼中心需配备多名护士,根据工作内容主要分为普通护士与治疗室专科护士。

(1)普通护士需达到以下几点要求:①为患者提供咨询、挂号、候诊等接诊服务,指导患者进行干眼相关问卷的填写,协助维护好患者的就诊秩序,必要时做好带诊、陪诊工作。②认真执行各项规章制度和操作规范,严格遵循查对制度,做好交接班,严防护理不良事件的发生。③加强院内感染制度落实及传染病防护工作,做好消毒灭菌工作,督促检查保洁人员的工作。④按照分工负责做好药品和物品的申请、领取、保管和交接工作,做好相关文件的记录。⑤做好开诊前的准备工作,包括仪器设备开机、耗材的补充及更换、维护诊室及就诊环境的清洁整齐,达到接诊患者所需工作标准。

(2)治疗室专科护士需达到以下几点要求:①遵医嘱对患者进行相关治疗护理工作,包括睑板腺按摩、睑缘深度清洁、超声雾化熏蒸治疗、眼部热敷和冷敷、IPL治疗、热脉动治疗等,及时记录患者治疗情况。②观察患者的病情变化,发现异常及时上报门诊医生、中心护士长,妥善处理。③协助医生指导患者用药,做好干眼相关知识的宣教。

5.心理咨询人员　部分干眼患者伴有心理健康问题,在进行干眼诊疗的同时,心理干预也不容忽视,这类工作需要心理咨询人员来完成,具体有以下几点要求。

(1)从事心理学科临床工作,自觉遵守医院和科室的各项规章制度,严格执行各项医疗核心制度和技术操作规范。

（2）熟练掌握心理咨询、心理治疗相关方面的专业知识,掌握干眼患者心理状态的变化。

（3）能够对干眼患者作出心理诊断,制订心理治疗计划,并指导实施。

（4）定期进行案例研讨与分享,加强擅长领域的深入研究与发展。

（5）有高度的责任感,尊重和保护咨询对象的隐私。

（6）严格执行麻醉、精神类药品的管理制度和使用规定。

6. **患教专员** 患教就是患者教育,目的是使患者理解与其健康问题相关的预防、治疗和康复措施,以便促使患者形成自我保健意识,增强对治疗措施的依从性。患教专员在慢病管理中扮演中枢协调者的角色,具体要求如下。

（1）对患者进行健康宣教,传递干眼相关知识,解答相关问题,提升患者及家属对干眼的认识及重视。

（2）熟练应用干眼中心丰富的疾病教育资源,配合医生医嘱,制订并实施患者教育计划,指导、督促患者进行干眼慢病自我管理,评估管理效果,调整患教计划。

（3）组织和实施干眼中心患者教育活动,普及诊疗意见之外的日常护理知识,提升品牌形象。

（4）收集整理患者信息,及时和医生反馈患者情况,做好病历归档工作。

（5）提供优质服务,做好各类患者随访工作。

7. **药剂师** 临床药剂师是医院中不可或缺的重要人力资源,通过专业的知识和技能,为患者提供合理用药、药物治疗效果监测等服务,对于提高医疗质量、确保医疗安全、降低医疗风险等具有巨大的作用,具体要求如下。

（1）药房工作人员必须按常规操作执行"三查五对",遵照处方投药。

（2）核对拣配药品名称、规格、药品质量和数量、批号及有效期,及时向科室负责人汇报缺少药品。

（3）负责药品出入库登记、药品养护、药品请领、发放统计、药品补充等工作。

（4）放置于保管药柜内药品,保证工作区域的卫生清洁。

**（二）医务团队的建设**

医务团队建设的核心在于人才梯队的建设。人才梯队建设是复杂的系统化工程,其实现过程是在内外因的相互作用下,推动人才从无到有、从有到精、从低层次往高层次发展的过程。简而言之,人才梯队建设是指医院对不同水平和层级的管理人员、医务人员进行遴选,集中培养,提升专业水平以满足医院未来发展需求的过程。干眼中心人才梯队建设应坚持"内部培养为主,外部引进为辅"的培养原则,具体包括以下几个方面。

1. 提升人才素质,制定人才培养机制　干眼中心要根据自身发展方向制订人才培养计划及实施细则,通过对人才的分层培养,积极培养后备力量,解决断层问题,有步骤有计划的培育卫生专业技术人才梯队。

(1)采取"内培外训"的方式:一方面,以远程继续教育为依托,充分发挥干眼中心专家的指导作用,组织内部人员轮训;另一方面,选派优秀医务人员赴省内外知名干眼中心参加专业学习和培训进修。

(2)干眼中心医、药、技、护等医务团队应定期开展疑难病例讨论、技术交流等形式的学习讨论会议,提升业务能力。

(3)实施规范化的专科培训机制,设定培训时间段,分成不同的阶段,促使医、药、技、护等医务团队人员遵循各自的上升通道不断进步。

2. 制定人才引进机制,建立人才库

(1)干眼中心可通过与医务科、人事科等多方部门协调研究,面向全社会公开招聘技术专业骨干,快速充实到临床工作中。

(2)积极建立人才库储备人才,以干眼中心内实际人才拥有情况以及急需人才的数据统计为基础,完善人才库,制订详尽科学的人才管理办法,使人才梯队建设计划更加科学规范。

3. 优化人才使用机制,创造"留心留人"氛围

(1)优化人才使用机制,提升人才整体使用效能,引进竞争上岗和合同聘用机制,杜绝论资排辈,严格执行评聘分离。

(2)制定和实施激励与考核机制,创造"留心留人"的氛围,实施过程中要把医德医风、业务能力和业绩列为考核的重中之重。

(3)资助和激励医务人员申报科研课题,组织院内外专家进行评审,对通过评审的予以奖励,推动新技术、新项目的探索与开展。

(4)拨付专款对医务人员发表的各类研究论文给予费用的报销及奖励。

(5)为优秀的医务人员提供合适的物质条件和良好的工作环境,诸如给高层次的人员提供住房或住房补贴、拨付科研项目启动费、给予相应职务晋升等。

## 二、行政科室团队的组成及建设

作为公立医院的干眼中心,无须组成自己的行政科室团队,行政管理工作由医院的

行政科室团队负责。而独立的干眼中心,须组建自己的行政科室团队。

**(一)行政科室团队的组成**

医院的行政科室(图3-2)是临床一线服务的保障机构,起着联系协调、承上启下的桥梁和纽带作用,在整个干眼中心的运行中具有重要的地位和作用。主要包括以下科室:党委办公室、医院办公室、宣传科、纪委办公室、工会、人力资源部、财务科、审计科、绩效考核办公室、医务科、科教科、护理部、感染管理科、门诊办公室、医保办公室、信息办公室、病案统计科、设备科、总务科等。其中与干眼中心密切相关的科室有:宣传科、人力资源部、财务科、绩效考核办公室、医务科、护理部、感染管理科、门诊办公室、医保办公室、信息办公室、设备科、总务科等。

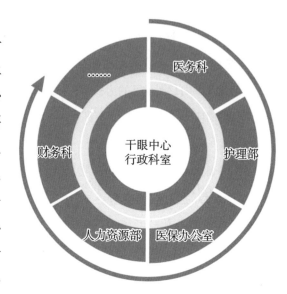

图3-2 行政科室组成

**(二)行政科室团队的建设**

干眼中心的实力除了体现在一线医务人员的技术水平、设备、服务等方面外,更重要的是体现在干眼中心的整体管理能力。干眼中心的行政管理到位,既定目标才能有效实施,从而实现可持续发展。行政科室团队建设的关键在于行政科室人才队伍的建设,具体包括以下几个方面。

1. 引进和选拔管理类人才 干眼中心应站在战略的高度出发注重引进或选拔管理类人才,并形成制度化。

(1)通过公开条件、公平竞争的方式择优选择有志于管理事业、德才兼备、知识面广且具有管理学知识的干部到行政管理岗位。

(2)对于来自管理专业的毕业生,应根据工作岗位的需要,脱产或半脱产到干眼中心各行政部门进行轮训,使其尽快熟悉干眼中心的整体情况。

(3)对于直接从业务岗位调任行政管理岗位的人员,应有一定的时间参与脱产或半脱产岗前培训,采用干眼中心管理专业授课为主,请专家讲课为辅的形式,重点提高其管理理论水平和实践能力。

2.加强在岗人员教育与培训

（1）对在岗的行政管理人员进行继续教育和定期培训是提高干眼中心行政管理队伍整体水平的重要环节；为避免影响干眼中心各项日常工作的进行，建议长期定期进行讲座式授课。

（2）干眼中心应重视文化建设，充满活力的干眼中心文化和愉悦的工作氛围可形成强大的凝聚力和向心力，使团队人员产生自我约束力和自我激励，有利于提高工作责任心和进取心。

3.完善薪酬分配制度　完善的薪酬分配制度和激励机制对于留住行政管理人才并最大限度地发挥行政管理人员的积极性至关重要。干眼中心应建立与技术职称相对应的管理职称体系，建立完善的干部考核制度，对行政管理干部的素质、业绩和能力予以定期评价，对成绩显著者给予奖励，对不适合管理岗位者予以分流。

### 三、运营管理团队的组成及建设

当前，医疗卫生行业存在竞争加剧、医院运行低效、临床科室"孤岛化"等问题，这迫使医院从传统粗放型管理模式向现代精细化管理模式转变，注重流程的梳理及重塑，提质增效、降本控费、在坚持公益性前提下加强运营管理，以保证持续发展，符合时代要求。2020年6月，国家卫生健康委员会同国家中医药管理局联合印发了《关于开展"公立医疗机构经济管理年"活动的通知》，其中第16条提出："医院可以单独设置运营管理部门，或者确定具有牵头负责运营管理职能的内设机构。"同年年底，两部门又联合印发了《关于加强公立医院运营管理的指导意见》，其中第（四）条"加强组织建设"再次强调公立医院成立独立部门专职运营管理工作的重要性，同时明确了运营管理部的具体工作与职责。作为公立医院的干眼中心，其运营管理要与医院运营管理的大方向保持一致，同时根据干眼中心的特点，组建自己的运营管理团队；而独立的干眼中心，可单独设置运营管理部门。

### （一）运营管理团队的组成

运营管理部的职责复杂且多变，它不是替代某一个部门的职责，更像是各部门职责的综合体，帮助整合医疗服务流程，提高医院内外部满意度，进而增加医院效益。具体而言，干眼中心运营管理部的职责可分为以下两个方面。①对内：负责建设干眼中心运营管理信息化系统；制订干眼中心发展战略规划；制订年度目标和分解计划；搭建干眼中心全成本核算体系，组织实施全面预算工作；确立干眼中心的组织架构和职责分工；协同相关部门设定、改进、优化绩效考核方案;改进完善内部分配机制;设定与执行年终奖励方案;加强干眼中心运营综合分析及专项分析,协助相关部门优化管理流程,协调各部门运作,提高整体运营效率。②对外:以"线上+线下"的形式向公众普及干眼相关知识,提升干眼中心品牌形象;编辑印发宣传干眼中心及科普资料,负责该中心网站科普栏目的内容提供和信息更新;增强优质医疗资源可及性,积极开展对外合作,协调外设分支机构工作,拓展医疗市场;制订及调整市场营销策略;拓宽特需医疗服务覆盖范围,开展远程视频交互式会诊、远程影像会诊等多种形式的远程医疗服务。

基于以上职责,干眼中心运营管理团队的组成可参考以下形式:①主任 1 名,工作人员若干,根据工作人员自身特点安排具体相应工作;②部长 1 名,副部长 2 名,下设:规划科(负责战略规划、年度计划、目标责任书、组织架构、全面预算、绩效管理等);成本核算科(负责成本核算、信息系统、数据中心等);运营科(负责各科室运营管理及宣传等)。

干眼中心运营管理团队人员需达到以下几点要求:①明确运营管理的重要性,跳出本身所在的圈子,站在干眼中心战略的角度思考问题;②具备超强的沟通协调管理能力;③除具备经济与财务相关的专业知识外,还需要具备医疗、医保、物价等相关专业的知识储备;④熟悉市场营销的方法、策略、理念及普遍规律。

### (二)运营管理团队的建设

运营管理人员队伍建设是运营管理团队建设的重中之重,可以从以下几个方面进行。

1. **内部培养财务人员**  现有的财务人员熟悉干眼中心业务,可通过绩效激励措施促使财务人员提高自身专业能力和职业素质,拓宽视野,把干眼中心业务和财务管理相结合。

2. **复合型人才聘用**  干眼中心在招聘相关人才时,根据运营管理团队的人才需要,优先选择具有管理会计背景和经济管理能力的复合型人才,形成一批既懂财务又懂信息化、还懂医疗业务的复合型人才。

3. **市场营销团队建设**  市场营销团队可通过内部运营管理人员加外部市场运营人员参与的形式建设,坚持"内部管理人员为主,外部市场运营人员为辅"的原则,根据干眼中心自身的特点和市场定位,对市场营销策略进行合理的调整或改变,从服务患者意识出发,用专业的知识、过硬的技能、规范的操作赢得口碑,树立品牌形象。

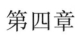

# 第四章
# 干眼中心选址、场地规划和建设

## 第一节　选　址

选址是干眼中心设计中的重要环节,也是顺利开展后续工作的基础。干眼中心选址应符合当地医疗机构设置规划、城镇规划、区域卫生规划、综合防灾减灾规划和环保评估的要求。公立医院的干眼中心选址时应根据医院现有总平面布局,结合医院现状,根据相关政策及规范提出选址方案。独立的干眼中心在选址论证阶段,要具体分析场地现状及其所具备的条件,包括客观条件及医疗发展规划。客观条件有生态环境、安全、交通、市政管网、通信等方面,尤其是近年来极端天气频发,更应注意选址的防灾条件。医疗发展规划包括区域内卫生发展和资源配置规划,随着城市化进程加速,医疗水平的不断进步,医疗发展规划更应具有前瞻性,预留发展用地,制订干眼中心短期、中期、长期发展计划,并逐步建设执行。

### 一、客观条件

1. 环境条件　环境因素是干眼中心选址应考虑的重要因素,良好的环境更有助于患者的康复。对于环境条件的选择,提出以下策略。

(1)应远离各类辐射、空气、噪声等污染源。

(2)应优先选择地势平坦、地形规整、排水通畅、日照充足、通风良好的地块。

(3)应充分利用并尽量保护场地周边自然条件,包括地形地貌、植被、水系等,保证场地的完整性,尽量减少暴雨时场地的水土流失及其他灾害。

(4)应避免干眼中心建设对周边生活环境、生态环境产生大的影响。如尽量避开学校、食品加工厂等对环境质量要求较高的场所;避免选择在主要交通干线两侧控制用地、城市公园、矿产资源区等生态敏感区域。

2. **安全条件**　由于全球极端天气频发,应着重考虑选址的安全条件。为满足安全要求,对干眼中心选址提出如下策略。

(1)应选址于生态安全区内,避免地震带、滑坡、塌陷、泥石流、洪水等自然地质灾害多发的地段,确保安全。

(2)应避开泄洪、河道等城市排水网络薄弱点,并选在地势相对较高处,场地与周围道路形成一定高度差。

(3)应避开工厂、加油站、超高层建筑等在自然灾害中有安全隐患的建筑,以避免受到二次破坏。

3. **交通条件**　交通条件是影响患者来院就医的一大影响因素,就医路线的远近、交通工具的选择、乘车时间的长短、停车是否方便等,都决定了交通条件在选址中的重要性。针对交通条件的相关问题,提出如下策略。

(1)与外界交通联系应具备较高的可达性,做到周围路网清晰,场地出入口安排合理。

(2)应具有多个功能独立的出入口,保证人、车、物流的便捷进出。

(3)建议主入口与公共交通或轨道交通的站点相近,有比较明确、通畅的交通路线。

(4)建设立体停车楼或机械立体停车场,有效节省空间并满足患者来院就诊的停车需求。

## 二、医疗发展规划

干眼中心设计作为一项系统工程,需要将中心内各项功能部门(如医疗、科研、教学、后勤保障等)进行统一整合,在总体规划上结合医疗流程进行设计,使其空间关系合理化。

(1)要符合城市区域卫生资源分布规划和城市总体发展的长期规划,宏观上选址布点要使区域医疗卫生资源配置均衡,满足现状和未来城市发展与人口增长的需求,使服务人口数量及服务半径趋于合理,避免资源过度配置,造成闲置浪费或配置不足。

(2)结合干眼中心的功能定位、历史和发展所形成的文化、专科特点等因素,提出具有前瞻性的设计规划,提供近期、中期、远期发展阶段的建设方案,使之具备功能延续、交通扩展的条件,使得最终建设符合可持续发展理念。

# 第二节 场地规划

干眼中心的医疗功能区域可以大致分为医疗区、科普宣教区、患者休息区、消毒供应区、医疗辅助区,各功能区设置应当符合《医院消毒卫生标准》的要求。公立医院的干眼中心可直接使用医院已建立完善的部分功能区域(如消毒供应区);独立的干眼中心则需逐一设置上述各医疗功能区域。干眼中心的场地规划要遵循问诊、检查、治疗等流程进行合理的动线设计、布局规划和功能区划分等,使患者能够便捷地走完整个流程。

## 一、医疗区

1. 前台区　前台区(图4-1)起到导向、协调、信息反馈的作用,是干眼中心所必需的接诊分流患者的功能区域。该区应配备具有醒目的问讯导诊台、电脑、储物柜等基础设施,还可配备轮椅等协助患者就医。

2. 候诊区　候诊区(图4-2)是患者在就诊过程中停留时间较久的区域,也是干眼中心重要的服务空间之一,其环境的舒适度、便捷性与患者在等候时的心理变化、情绪起伏有着直接关系。候诊区应具有足够空间,且宽敞明亮、舒适温馨,依各干眼中心实际日门诊量控制面积,以便满足患者就诊前停留、等待的需求。候诊区一方面

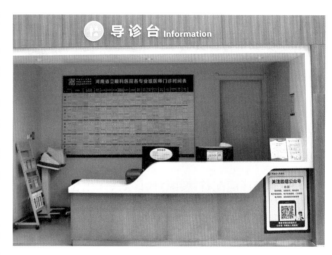

图4-1　前台区

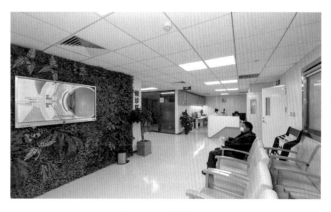

图4-2　候诊区

**35**

可疏导人流、避免拥挤,另一方面通过高品质的候诊空间有效保障诊室的安静和秩序。该区应配备具有叫号系统的电子显示屏、足够的休息座椅、医疗自助终端机和宜人的绿植等。

3.门诊诊区  门诊诊区的诊室(图4-3)是医生与患者直接交流、初步检查、初步诊断,并完成诊查记录的场所。在诊室完成的医疗行为是医生和患者共同参与的医疗活动,一般为一医一患,需要一定的活动空间,满足一定的隔声、隔视的隐私要求。《综合医院建筑设计规范》中对于门诊诊查用房设置要求为:双人诊查室的开间净尺寸不应小于3.00 m,使用面积不

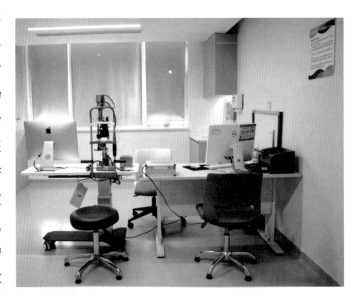

图4-3  诊室

应小于12.00 m²;单人诊查室的开间净尺寸不应小于2.50 m,使用面积不应小于8.00 m²。该区应配备:裂隙灯、诊桌、医生位座椅、助手位座椅、患者座椅、洗手池;诊桌配备医生工作电脑、观片灯、打印机、检眼镜等。

4.检查区  检查区主要是给患者进行相关检查的区域,分为基础检查区、特殊检查区及其他。基础检查区可放置灯箱视力表、眼压计、数码裂隙灯显微镜、电脑验光仪、眼表综合分析仪、泪膜脂质层厚度测量仪等。特殊检查区可放置眼前节光学相干断层扫描仪、视觉质量分析仪、角膜地形图分析仪等。为避免交叉感染,螨虫检测设备、眼表活体共焦显微镜等应放置在单独检查区域。

如果是单间检查室,仪器设备应按使用频率由高到低的顺序由外向内分布摆放,尽量设计成"U"字形,正方形设计无法科学摆放仪器设备,且多人同时进行检查时易出现混乱。

5.治疗区  治疗区主要是对干眼患者进行辅助性治疗的区域,是干眼中心所必需的功能区域。该区布局应当遵循环境卫生学和医院感染管理有关原则,符合功能流程合理和洁污分开的基本要求,做到布局合理,分区明确,标识清楚。

治疗区主要分为综合治疗室、IPL治疗室两部分。各干眼中心可根据是否开展手术

治疗,设立手术治疗区,在此不作赘述。综合治疗室(图4-4A)主要完成超声雾化熏蒸治疗、睑板腺按摩、热敷、冷敷、睑缘深度清洁、泪道冲洗、结膜囊冲洗等治疗项目。该区应配备治疗床、治疗椅/沙发、治疗车、器械柜、洗手池等。

因 IPL 操作时可出现明亮的光线,需在单独房间完成此治疗操作,即 IPL 治疗室(图4-4B)。该区应配备遮光窗帘、治疗床、治疗车、洁面及保湿产品,治疗车需放置耦合剂、无菌纱布块、医用棉签、无菌睑板腺镊等物品。

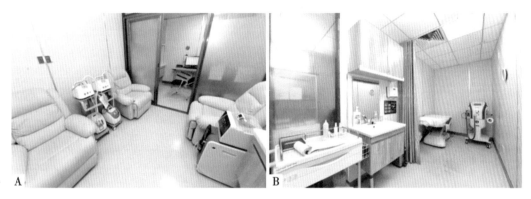

A.综合治疗室;B.IPL 治疗室

**图4-4　治疗区**

6.特需诊疗区　特需诊疗区(图4-5)需有独立的诊室和治疗区,可提供多样、高效、便捷、舒适、优质的医疗服务。诊室要求环境舒适,一对一诊疗,不受干扰,私密性强;候诊区要求环境优美、温馨清静,配备空调、沙发、电话、电视、饮用水、书报架等设施。

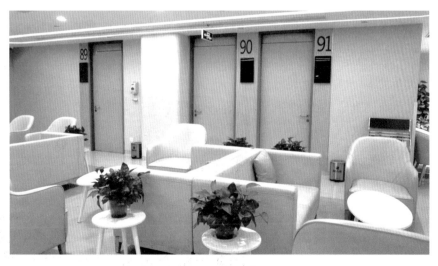

**图4-5　特需诊疗区**

**7. 收费窗口区** 收费窗口(图4-6)是面向社会对外服务的第一窗口,干眼中心的各项收费工作在此进行,包括各类医保结算工作。该区需配备窗口双向对讲机、收费系统、验钞机、保险箱、票据打印机、计算器、办公桌椅、钞票用夹子等。

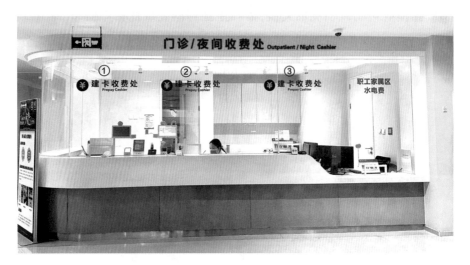

图4-6 收费窗口

**8. 药学部** 医院药学部门负责药事管理和药学专业服务工作,主要包括本医院药品保障供应与管理、处方适宜性审核、药品调配以及安全用药指导。干眼中心药学部应包括门诊调剂室(图4-7)和药库。

门诊调剂室主要职责是为患者进行药剂的调配和取用,负责药品的保管、养护、统计等工作,以及定期对药品进行盘查和清洁,对抗菌类药物以及特殊药品进行规范化管理等。门诊调剂室的位置大多设置在一层,方便患者取药后离开医院,需要配设相应数量的发药窗口、足够面积的候药空间和相应的服务设施。根据门诊量的大小安排合适的面积,我国卫生行政部门要求:日均门诊量≤2 000人次的医院,门诊药房的工作面积应≥200 m²,门诊量每增加1 000人次,门诊药房的工作面积就应增加50 m²。门诊调剂室不仅应配备药品冷藏柜、麻醉和第一类精神药品专用柜、药品专用储存

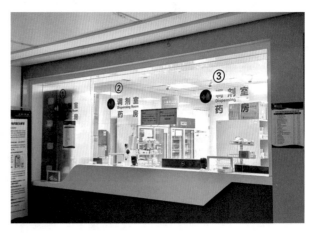

图4-7 门诊调剂室

柜、温湿度控制系统、血药浓度监测设备、计算机、打印机、分析天平、显微镜、酸度计、紫外可见分光光度计、患者咨询窗口、大窗口或柜台式发药系统、发药显示屏、药品桌、药品篮存放架等,也应配备全自动分包装系统、自动化调剂配方系统和药品管理信息系统等。

药库工作包括药品的日常购入、验收、储存、养护、发放等,其中对麻醉药品、医疗用毒性药品、精神药品等严格按照相关法律法规进行管理,药库保管人员严守管理规定,严禁非药库人员进出药库。药库应设置在交通方便的区域,便于车辆的进出和药品的装卸。我国卫生行政部门要求:门诊量 1 000～2 000 人次/d,药库面积 300～400 m²;门诊量 2 000 人次/d 以上,门诊量每增加 1 000 人次/d,药库面积在 400 m² 基础上递增 30 m²。药库主要分为以下几个区域。①入库区:用于接收进货药品的区域,该区应设置足够的货架和储物柜。②配货区:用于给各临床科室发放药品,应设置足够的取药窗口和工作人员。③存储区:用于储存已经入库的药品,应按照药品的特性和储存要求进行分类,需考虑日光、空气、温湿度等因素,设置冷冻区(-5 ℃以下)、冷藏区(2～10 ℃)、阴凉区(0～20 ℃)、凉暗区(0～20 ℃、遮光)及常温区(10～30 ℃),该区应配置冰箱、空调、冷藏柜、温湿度计等。④检验区:用于对入库的药品进行检验,该区应配置微生物限度检查、鉴别检查、含量测定等相应的检查仪器设备。⑤管理区:用于药品的进出库、清点盘存、销毁等管理工作,该区应配置足够的办公桌椅、文件柜、计算机等设备。

## 二、科普宣教区

科普宣教区(图 4-8)的建立可用来普及干眼相关知识,提高患者对干眼的认识及对医生的信任度,帮助患者实现自我管理;该区还可展示本干眼中心的医师资源、检查及治疗项目的开展情况。以上可通过宣传展示板、电视屏幕和宣传彩页等形式开展。

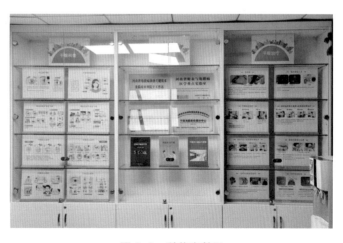

图 4-8　科普宣教区

### 三、患者休息区

患者休息区(图4-9)的建立为患者及家属提供一个休息场所,该区域通常设立在相对安静的位置,保证患者的休息,提高患者满意度。该区可配置圆桌、靠背椅、立式书架、茶水、生活垃圾箱及绿色植物等;还可制作温馨提示易拉宝,提醒注意安全、物品用后归位、保持安静和环境整洁等事项。

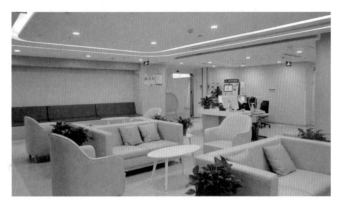

图4-9 患者休息区

### 四、消毒供应区

消毒供应区(图4-10)是干眼中心的一个重要部门,在诊疗工作开展的过程中,消毒供应室将可重复使用的器械等有序回收,然后再消毒包装和灭菌发放,供相关部门使用。该区对整个医疗安全和质量产生直接影响,对防止干眼中心内部的交叉感染发挥直接作用。

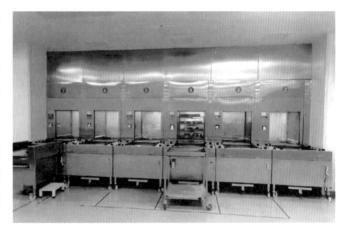

图4-10 消毒供应区

消毒供应区应设计为相对独立的区域(远离地下室或半地下室,高层医院可设置在一层),周围无污染源,供水供气便利。该区建设应遵循医院感染预防与控制的原则,遵守国家法律法规对医院建筑和职业防护的相关要求,平面布局图纸经相关部门审批,实施相应的论证程序。该区主要分为去污区、检查包装及灭菌区、无菌物品存放区三部分,各区之间设单向通道,物品由污到洁,不交叉,不逆流;空气流向由洁到污。应配备灭菌器、医用热封机、干燥柜、超声清洗机和清洗消毒器等设备,以及高压水枪、高压气枪、各种工具容器清洗池和工作操作台等设施。

### 五、医疗辅助区

医疗辅助区(图4-11)是为干眼中心医务人员及行政、后勤人员提供办公休息的场所,如办公室、示教室、休息室、更衣室等,先进的光纤电缆和共享宽带是该区的标准配置。除此之外,办公室应配备:电脑桌椅、电脑、打印机、书柜、茶台、接待洽谈桌、客人椅。示教室应配备:电视柜、荣誉展台、白板/屏幕等书写用装置、自动转印设备、电动投影设备等。休息室面积不小于5 m²,需配备:沙发/床/躺椅、餐桌餐椅、饮水设备或瓶装饮用水/饮料、冰箱、微波炉、咖啡机、恒温加热板/箱、香薰、电视机、蒸汽眼罩、一次性耳塞、绿色植物、人文宣传品、手卫生设施等。更衣室应配备:观衣镜、紫外灯、更衣柜、工作服衣架、洗手池等。

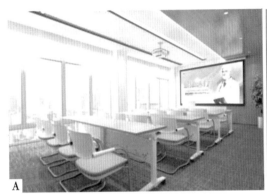 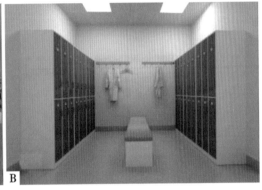

A.示教室;B.更衣室

图4-11 医疗辅助区

# 第三节 装修设计

近年来,随着我国医疗行业的蓬勃发展,人们对医院建筑这一重要硬件设施提出了更高的要求。干眼中心装修设计必须以患者为中心,在满足医疗功能要求的同时,创造一个舒适宜人、温馨自然的诊疗环境,满足患者的心理需求,树立干眼中心良好品牌形象,实现干眼中心可持续发展。在这一背景下,分层次多方面综合考虑装修设计尤为重要:首先,要充分考虑场地现状和现有技术条件;其次,要注重多专业配合,选择合理的设备材料,兼顾实用性与美观性;最后,细节方面更注重人性化设计,应与周围环境协调,传承城市历史文脉。总的来说,干眼中心的设计既要与整个公共环境相协调,也要符合卫生管理部门的相关要求和自身专业服务特点。公立医院的干眼中心的装修设计应与医院整体风格保持一致;独立的干眼中心,装修设计可在彰显专业的基础上,选择契合自身特点的装修设计风格。

## 一、总体装修原则

①符合国家现行各类建筑设计标准规范的要求。②符合防火、防水、抗震及安全防范等标准规范的要求。③室内装修系统与设备管线系统应符合建造标准和建造功能的需求。④监控布点须围绕着"封、连、补、合"思路进行,形成可追溯的连续视频流。⑤配备医用杀菌消毒设施。⑥区域空间流线设计要清晰顺畅。⑦无障碍与安全设计。⑧声环境要求控制噪声。⑨光环境要求宽敞明亮。⑩有效色彩搭配。⑪保证通风。⑫设施材料经久耐用、节能环保。⑬最大优化空间存储管理,提高储物空间利用率。⑭专业的标志设计应醒目、清晰、明确。上述装修原则举例见图4-12。

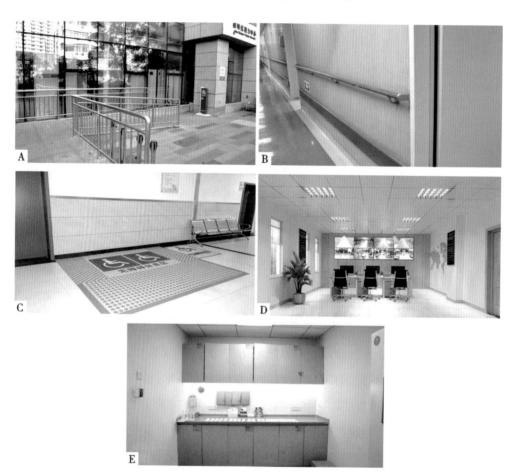

A~C. 无障碍设计;D. 监控室;E. 最大化存储空间

图4-12　装修原则举例

## 二、外部装修

外部装修设计起到直观的宣传作用,更能体现医疗机构自身的特色和个性追求(图4-13)。在外部装修设计和材质选择上,要独特而醒目。独立商铺形式的干眼中心需有配套的灯光设计,起到醒目和宣传效果;以局部空间形式设立的干眼中心(如设在大厦内部)要以该楼层的局部空间为构思点,形成特色的展示平台,增加辨识度。

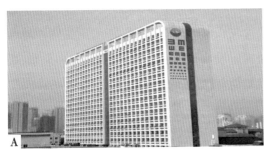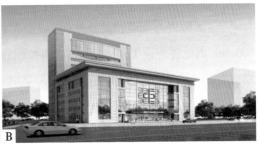

A、B.E字视力表体现眼科特色

**图4-13 外部装修设计**

## 三、内部装修

干眼中心的内部装修设计要兼顾医疗工作的开展与患者的就诊体验,适宜选择时尚现代的简约风格,使用医院蓝、医院绿或其他浅色色调加以点缀,营造清新、舒服、干净整洁的就诊环境。干眼中心的内部空间按照不同的功能属性可以分为以下几类:公共空间、诊疗空间、药学部、消毒供应区和医疗辅助空间。这几类空间所容纳的人群和功能各有不同,所以在自然采光、通风设计上、色彩、灯光、材料等使用上要有所不同。

(一)公共空间

这类空间包括前台区、候诊区、科普宣教区、患者休息区、收费窗口、门诊调剂室以及连接各区域的走廊、出入口、电梯、楼梯等,是患者及家属就诊过程中停留最久的空间。整体设计要充分从患者角度考虑,打造一个安全、温馨、洁净、友好且不失个性的空间环境。该区装修设计需注意以下几个方面。

(1)用合乎干眼中心使用功能的最简洁的流线来形成,道路指引标识清晰醒目,将人群快速分流,避免高峰时段人群过于集中在主要通道。

（2）走廊设计要求通透干净,无等候座椅、无障碍设施等。

（3）公共空间人流量及人流量变化大、危险性高,应设置风量可调的机械通风系统,定期监测;门诊部楼梯间、楼梯前室、电梯前室是医院垂直交通的枢纽,是人流聚集的场所,不满足自然通风时应设置机械送风系统,其系统可单独设置,也可与走廊、候诊区等合用。

（4）安装红外监控系统,避免监控死角,收费处可壁装 200 万像素红外筒型网络高清摄像机,其他区域可吸顶装 200 万像素红外半球型网络高清摄像机。

（5）无障碍与安全设计需注意:收费窗口台高宜设置为 1.1 ~ 1.5 m;卫生间距地面 300 mm 高处各增设 1 ~ 2 处紧急呼叫按钮;楼梯应设双导线扶手,以方便成人和儿童;楼梯应有起止步盲人指示;电梯门及轿厢需考虑轮椅、担架车的撞击防护。

（6）光环境应避免强眩光设计,克服单一色温照明,合理配搭冷暖光源,多路控制,不能过于明亮或过于黯淡;运用柔和的反射光和漫射光营造特有的环境。

（7）使用吸音、隔音的材料,噪声应控制在 40 dB 以下。

（8）统一规划配色,局部需要画龙点睛的部分可以点缀少量清新颜色。

（二）诊疗空间

此类空间包括门诊诊区、检查区、治疗区、特需诊疗室等。装修设计要遵循问诊、检查、治疗等流程,进行合理的动线设计,使患者能够方便地走完整个流程。相对公共空间而言,此类空间为半私密空间,患者活动较为单一,硬件设施和软装要考虑该空间的特殊环境、尺度要求和视觉感受。该区装修设计需注意以下几个方面。

（1）考虑到门诊空间利用率和隐私保护的问题,建议隔墙使用普通砌块或泡沫轻质隔墙,保证隔音效果,泡沫轻质隔墙可减少墙体厚度,且施工采用装配式模式,可缩短建设周期。

（2）墙面使用耐菌、自洁、环保涂料,色彩以白色或偏暖色调为主,舒缓患者情绪;天花板建议用石膏板吊顶,有条件可选择铝扣板。

（3）各个房间的出入口可吸顶装 200 万像素红外半球型网络高清摄像机。

（4）室内门采用单扇向内平开门,材质以轻质、隔音效果好为主。

（5）空调出风口宜设置在室内门上方,且侧送风为最佳,既可保证室内空气循环又可避免直吹医生或患者。

（6）照明使用环保节能 LED 吸顶灯,灯光的选择要符合检查和治疗的要求（例如不同功能区对光线的明暗要求）,治疗床上方可装备带罩射灯。

（7）诊桌选择"L"形整体桌面，边角去直角呈圆弧形，对患者侧桌下设挡腿板，靠墙侧桌下设边柜，材料宜选择环保复合板或实木板材，水性漆面，增加舒适度，减少环境污染。

（8）患者座椅设置无靠背座椅，医生采用正常办公椅，椅脚可固定可装滑轮，方便医生查体。

（9）检查室或治疗室若需安装隔帘，要注意隔帘轨道安装模式，以免造成隔帘多次使用轨道变形脱落等。

（10）治疗床采用电解钢板金属材质，床面软包皮面，软度适中，头侧设计固定头枕，床面留凸边 3~6 cm，以便套换一次性检查床单。

### （三）药学部

药学部包括门诊调剂室和药库，该部门业务工作专业性较强，装修设计也相对特殊。

#### 1.门诊调剂室装修设计注意事项

（1）门诊调剂室应与挂号、收费、划价邻近并统一管理，采用玻璃大窗口或开放式柜台服务，以利于与患者沟通交流。

（2）发药窗口中距不应小于 1.2 m，柜台高度一般为 1.1 m，儿童及无障碍柜台可降低至 0.8 m；窗口上面或侧面安装电子显示屏，告知患者取药窗口和顺序。

（3）设除尘装置，粉尘控制范围一般要求为 5~15 mg/m³。

（4）室内照明保持在 200 lx，调剂操作区照明度应设计为 500~1 000 lx。

（5）选择黄色或橘黄色等令人聚精会神的颜色作为主色调。

（6）采用易于清洁、无霉变、无异味的装修材料。

#### 2.药库装修设计注意事项

（1）药库应尽量远离污染病区、太平间、锅炉房、垃圾堆等污染场所，否则应在建筑上做必要的防护隔离。

（2）建筑围护结构的材料应满足保温、隔热、耐火、防潮等要求。

（3）库外应有防止室外装卸、搬运、接收、发运等作业受异常天气影响的措施，如应有防雨淋的顶棚等。

（4）室内的通道宽度应满足物流运输、设备搬运及人员疏散的要求，物流通道宜设置防撞构件。

（5）库内设有避光、通风、防潮、防腐、防尘、防虫、防鼠等措施。

（6）库内不应设置地漏和水斗，各设备的下水和凝水、水蒸气等应直接排出室外。

（7）室内装修材料，应选用气密性好且在温度和湿度变化作用下变形小的材料，燃烧性能应符合现行国家标准；饰面材料不应释放对药品质量产生不良影响的物质。

（8）库内墙顶光洁，地面硬化或绿化，门窗结构严密；色彩宜淡雅柔和。

（9）照明应选用外部造型简单、密封良好、表面易于清洁消毒的低温照明灯具，可采用吸顶明装或嵌入顶棚的安装方式。

（10）电源进线应设置切断装置，配电设备应选择不易积尘、便于擦拭和外壳不易锈蚀的小型加盖暗装配电箱及插座箱。

（11）库内明敷电气线路时，应穿金属管或敷设在封闭式金属线槽内。

### （四）消毒供应区

消毒供应区与整个医疗安全和质量密切相关，对周围及内部环境要求较高，装修设计也尤为特殊。其装修设计需注意以下几个方面。

#### 1. 建筑设计

（1）坚持"建立安全屏障，实行隔离"原则，人流、物流、气流洁污分开。

（2）各出入口和主要通道均要安装视频监控装置。

（3）去污区、检查包装及灭菌区、无菌物品存放区之间应设实际屏障；去污区与检查包装及灭菌区之间设物品传递窗，并分设人员出入缓冲间（带）；检查包装及灭菌区采用封闭式设计专用洁具间。

（4）去污区采用通道式双门互锁传递窗；清洁区设清洁敷料入口和缓冲区；设无菌室缓冲间和单独无菌间。

（5）各缓冲间（带）应设洗手设施，采用非手触式水龙头开关；无菌物品存放区内不应设洗手池。

（6）尽量采用自然光；空间可采用色彩区分，以加强区域识别。

（7）吊顶装修要平整严密，不留缝隙。

（8）天花板及墙壁应无裂隙、不落尘，便于清洁和消毒；地面和墙面踢脚及所有阴角，都应采用弧形设计（便于清洁）。

（9）污染走廊和清洁走廊均应全封闭，走廊宽度一般为 1.5 m。

（10）无菌物品存放架（柜）距离地面高度应≥20 cm，距离墙应≥5 cm，距离天花板应≥50 cm；物品放置应固定位置，设置标识。

#### 2. 材料要求

（1）总的要求是不产尘、不积尘、耐腐蚀、便于清洗和消毒、防潮防火防霉变。

（2）材料要防腐防潮易清洁（塑料、PVC、金属板），色彩样式美观。

（3）墙面应阻燃、耐碰撞、易清洗、耐腐蚀、不易开裂，可选择铝扣板和彩钢板，不宜用瓷砖。

（4）地面需平整、防滑、易清洗、耐腐蚀，可采用面砖。

（5）清洗间用水量大，建议地面选择瓷砖等防水材料；设备夹层应做好房顶和地面的防水。

（6）门窗结构宜简单，要求表面光滑易擦洗，关闭后密封性好（可选择铝合金框搭配中空玻璃）。

3. 机电设计

（1）高温消毒设备应采用金属排水管。

（2）电缆要有富余，宜采用强电系统，专线供给，单独设置电力机房或双路供电。

（3）考虑到用电安全，室内布线避免明露，电源插座要采用防水安全型。

（4）配电管线应为金属管铺设，如果穿墙和楼板还应加套管。

（5）单独设置空调系统（自动控制和室内手动控制），如有净化需求可加装空气过滤装置和加压送风系统。

（6）若采用器械通风设计，去污区保持相对负压，检查包装及灭菌区保持相对正压。

（五）医疗辅助空间

此类空间包括办公室、示教室、休息室、更衣室等。医疗辅助空间主要服务于主体医疗建筑，本质上还是常规的建筑形式，有着相对完善的施工工艺流程，复杂程度远远比不上其他区域的建设。

（1）各个房间的出入口可安装视频监控装置。

（2）办公室装修风格不能太浮夸，主要以办公为主，尽量选择简约、时尚为主的装修风格。

（3）办公环境要明快，采用自然采光和人工照明灯结合，可配备高大的窗户、天窗和中庭等，选用向上照射灯和 LED 照明方式；休息室及更衣室照明可选用可调节的柔和灯光。

（4）装修装饰要注意准确把握色彩的特性，如跳动的红色和橙色，会使空间充满欢快及活力。

（5）装修要遵循天然、安全、环保、可循环的原则，选用天然的材料及可循环利用的环保地毯。

（6）更衣柜采用温馨淡雅的颜色设计,由挂衣、储物、储鞋三大空间功能组成,材料采用优质防火美耐板,防潮、防交叉感染、耐磨性能强、可使用消毒水清洁擦拭。

（7）对电路进行设计或改造时,必须符合相关技术标准的电路设计要求,不能私自进行危险的装修设计改动。

（8）网络布线中所有需要穿管的线,都必须采用钢管,而不能是家居装修里所常见的PVC管,线盒以铁盒子为宜。

# 第五章
## 干眼中心设备配置

　　干眼是一种多因素引起的慢性眼表疾病,发病机制复杂,诊疗方法多样,干眼中心作为一种新兴的综合诊疗平台,不仅需要人才团队,还需要配备各种医疗设备,二者的完美结合才能解决好干眼这一复杂性疾病。

　　干眼中心的设备可分为检查设备及耗材、治疗设备及耗材、软件设备等。各干眼中心在选择设备及耗材时,需考虑自身的市场定位、发展方向、经费预算及拟开展的业务等方面。所有配置的设备及耗材均应具有国家药品监督管理局下发的医疗器械注册证。本章将依次对这些设备及耗材进行介绍。

## 第一节　检查设备及耗材

### 一、普通检查设备

　　普通检查设备是任何一个干眼中心开展工作必须具备也是最基础的设备。这些设备的选购要求不高,资金投入也不多,主要包括干眼问卷、视力表、眼压计、裂隙灯显微镜等。

（一）干眼问卷

　　根据预期作用不同,需配备通用的干眼问卷。常用的干眼问卷有 OSDI、DEQ-5、SPEED、McMonnies 干眼调查问卷和中国干眼问卷量表等。此外,还需要配备焦虑筛查量表、抑郁筛查量表等,详见附录。根据 2020 年《中国干眼专家共识》诊断标准中提出的干眼问卷评分(中国干眼问卷量表≥7 分或 OSDI≥13 分),推荐使用中国干眼问卷量表或 OSDI 量表。

（二）检查设备

　　1.视力表　视力表是眼科医疗机构最基本的设备,也是最小、最便宜的设备。视力表主要有两种：远视力表和近视力表。干眼中心所使用的远视力表必须选择灯箱式视力表，可方便准确地检查视力。我国一般要求使用5 m检查距离的远用对数视力表。如果室内空间太小，也可在视力表2.5 m的距离放一平面镜，通过镜子反射后，使标准距离达5 m远。近视力表有对数视力表和国际标准视力表两种，通常应用于40岁以上的患者，以判断患者是否存在老视的情况。

2. 眼压计　目前临床常用的眼压计包括非接触式眼压计和回弹式眼压计，均具有操作简便、测量迅速、可重复性高等优点，但非接触式眼压计较回弹式眼压计测量准确度欠佳。目前市面上非接触式眼压计品牌有日本拓普康、日本Tomey、日本尼德克、英国Keeler、国产新视野、国产索维等；回弹式眼压计品牌有芬兰iCare（图5-1）、美国锐科Tono-Vera、国产索维等。

3. 裂隙灯显微镜　裂隙灯显微镜是眼科医疗机构必备的检查设备，国产和进口的裂隙灯显微镜均可满足干眼中心的需要。如果条件允许，可购买配备同步照相系统的数码裂隙灯显微镜。数码裂隙灯显微镜可直观观察并记录患者眼部情况，为患者复诊进行前后对照提供重要依据。

目前市面上数码裂隙灯显微镜的品牌有Haag-streit 900型裂隙灯显微镜（图5-2A）、意大利CSO裂隙灯显微镜（图5-2B）、拓普康 **图5-1　回弹式眼压计** TOPCON SL-D701EB裂隙灯显微镜、苏州六六YZ5T数码裂隙灯显微镜等。

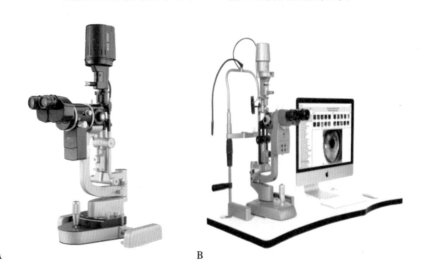

A. Haag-streit 900型裂隙灯显微镜；B. 意大利CSO裂隙灯显微镜

**图5-2　数码裂隙灯显微镜**

## 二、常规检查设备

### (一)眼表综合分析仪

眼表综合分析仪是一种非侵入性的眼表检查仪器,可从泪河高度测量、非干涉性泪膜破裂时间检查、脂质层分级、眼红分析、睑板腺开口照相、睑板腺照相和角膜荧光素染色分析七个方面对眼表状况进行综合全面的评估,为眼表疾病尤其是干眼的诊断及分型、分度提供快速准确的依据。

目前市面上国产和进口的眼表综合分析仪种类较多,有些仪器可测上述七项中的一部分,有些可检测全部项目,有些同时还具备眼前节照相功能,各干眼中心可根据自身情况选择不同功能的眼表综合分析仪。常用的品牌包括德国 OCULUS Keratograph、意大利 CSO SIRIUS 天狼星三维角膜地形图及眼前节分析系统、高视眼表面干涉仪 Gaush iDea、上海美沃、重庆康华、重庆瑞宇、重庆上邦、美迪信干眼综合检查仪等。各品牌产品图文详情见二维码 5-1。

二维码 5-1
各品牌眼表综合分析仪

### (二)泪膜脂质层厚度测量仪

泪膜脂质层厚度的测定在蒸发过强型干眼的诊疗中具有重要意义。用于泪膜脂质层测定的仪器有三种:干眼仪、LipiView 眼表干涉仪和眼表综合分析仪。因为干眼设备的不断更新,干眼仪已被淘汰,现已停产。LipiView 眼表干涉仪(图 5-3)是一种非侵入性定量测定泪膜脂质层厚度的仪器,且可动态记录患者不完全或完全瞬目习惯的数据,指导患者正确眨眼。眼表综合分析仪可通过眨眼后泪膜涂布呈现的颜色、均匀程度来定性测定泪膜脂质层厚度,目前一些品牌的眼表综合分析仪也可定量测量泪膜脂质层厚度。

### (三)睑板腺评估器

睑板腺分泌功能的评估标准包括睑板腺排出能力评估和睑板腺分泌物性状评估。睑板腺评估器(meibomian gland evaluator, MGE)(图 5-4)挤压压力为 $1.25\ g/mm^2$,与人眼正常瞬目时的眼睑压力($1\sim2\ g/mm^2$)大致相同,能避免挤压压力不一致,可较为准确地评估睑板腺分泌功能。目前市面上常用的睑板腺评估器品牌有美国强生等。

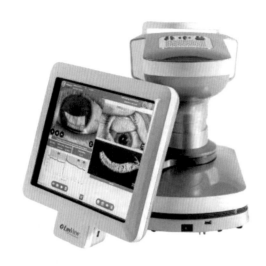

图 5-3　美国强生 LipiView 眼表干涉仪

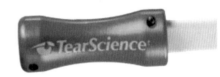

图 5-4　美国强生睑板腺评估器(MGE)

### (四)非接触式睑板腺成像仪

MGD 可导致泪膜稳定性的改变,是蒸发过强型干眼的主要原因。睑板腺缺失情况可用于评估 MGD 的严重情况。近年来,出现多种形式的非接触裂隙灯睑板腺成像仪来观察和评估睑板腺形态,目前常用的非接触睑板腺成像仪品牌有 LipiScan 睑板腺动态成像仪(图 5-5)。临床也常用眼表综合分析仪进行睑板腺照相,品牌同上。

### (五)蠕形螨检测设备

干眼患者伴有蠕形螨感染的概率较大,必要时需行螨虫镜检。该检查需要的设

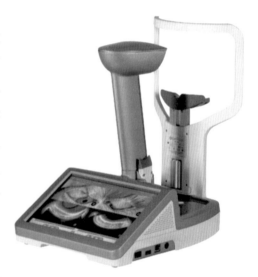

图 5-5　睑板腺动态成像仪

备包括裂隙灯、光学显微镜、无菌睫毛镊等。目前常用的光学显微镜有德国蔡司 Axioscope 5 生物显微镜、欧科生物显微镜等(图 5-6)。

### (六)泪河计

泪河计(或泪河测量仪)是以高度或横截面测量泪河容积的工具。专业化的泪河计系统配备有可旋转投射设备,由一个黑白条纹的靶、一面半镀银镜和一台数码视频记录机组成,可直接动态观察泪河,无须荧光素钠染色。现可通过裂隙灯结合 iPod touch 测量

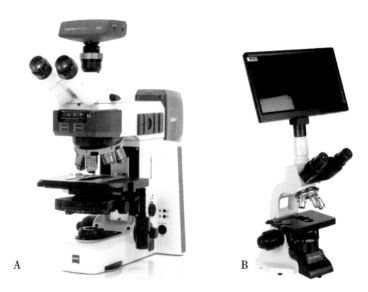

A.德国蔡司 Axioscope 5 生物显微镜;B.欧科生物显微镜

**图 5-6　光学显微镜**

泪河,此种方法具有重复性好、操作简单、结果可靠、成本低廉的优点。另外,眼前节光学相干断层扫描测量仪和眼表综合分析仪等设备也被广泛应用于泪河测量。

（七）电脑验光仪

电脑验光仪是初步了解患者屈光状态必不可少的检查设备。由屈光不正等疾病引起的视疲劳,症状与干眼相似,需与干眼相鉴别。干眼中心可选择日本进口的电脑验光仪品牌,如拓普康、佳能以及尼德克等(图5-7)。

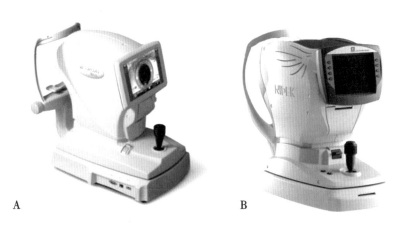

A.拓普康电脑验光仪;B.尼德克电脑验光仪

**图 5-7　电脑验光仪**

### 三、特殊检查设备

#### （一）泪液渗透压测量仪

泪液渗透压指泪液中的晶体渗透压，其高低主要取决于泪液中钠离子数目的多少。目前常用的渗透压测量仪有 TearLabosmority system 和 Clifton Osmometer。TearLab 系统可以通过测量泪液渗透压数值，辅助诊断干眼。该检查耗时较长，价格昂贵，且不能明确诊断干眼，故存在使用局限性。

#### （二）泪液蕨样变试验设备

泪液蕨样变试验可通过观察泪液在光学显微镜下形成的羊齿状结晶图形来评价黏蛋白的质与量。泪液的采集可使用快速定量收集结膜囊内基础泪液的微量泪液采集器，目前常用的品牌为广东盛泽康华（图5-8）。该检测所用的光学显微镜同蠕形螨检测设备。

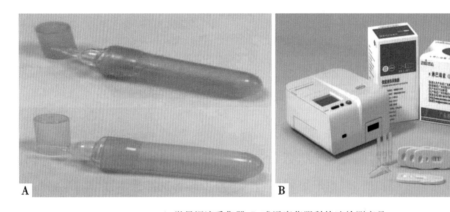

A. 微量泪液采集器；B. 盛泽康华眼科快速检测产品

**图5-8　泪液蕨样变试验设备**

#### （三）角膜知觉仪

干眼患者常存在角膜知觉减退表现，目前临床上用于检查角膜知觉的方法有棉絮检查法和角膜知觉仪检查法。棉絮检查法是门诊最简便了解角膜知觉的方法，但只能粗略判断角膜是否存在知觉减退，不能进行量化评估。临床上较为常用的角膜知觉仪是单纯机械性刺激的 Cochet Bonnet 触觉测量仪（图5-9）。

#### （四）活体共焦显微镜

活体共聚焦显微镜可对角膜上皮、角膜基质细胞、角膜神经、角膜内的免疫及炎症细胞、结膜杯状细胞、睑板腺开口及腺泡、毛囊内蠕形螨虫团等进行观察，监测患者的病情

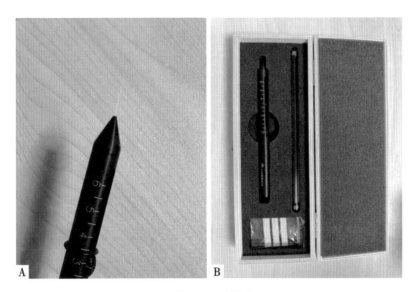

A.局部观;B.总体观

图 5-9 Cochet Bonnet 触觉测量仪

变化,便于医生及时调整治疗方案。目前常用的品牌有德国海德堡、日本尼德克等(图5-10)。

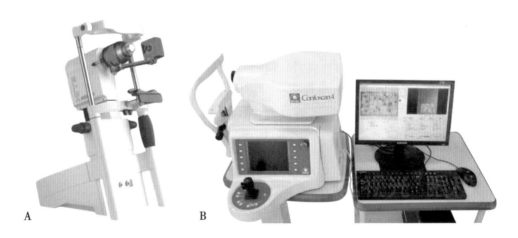

A.德国海德堡 HRT3 共焦激光角膜显微镜;B.日本尼德克角膜共聚焦显微镜

图 5-10 活体共聚焦显微镜

(五)眼前节光学相干断层扫描仪

眼前节光学相干断层扫描测量仪(OCT)(图5-11)可客观、精确、非侵入性地测量干眼患者泪河的相关参数,包括泪河高度、泪河曲率和泪河横截面积。超清 OCT 还可测量泪膜厚度,是一种可靠的辅助诊断干眼的工具。目前常用的国外品牌有德国蔡司、美国光视、日本拓普康、德国海德堡等;国内品牌有视微影像、图湃影像、莫廷医疗、证鸿科技等。

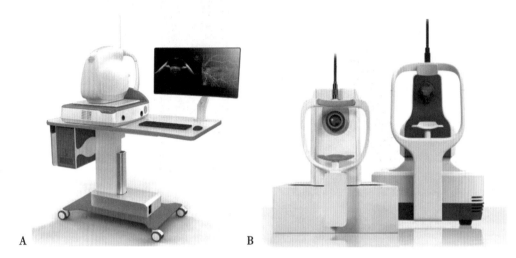

A. 视微影像如意全眼 OCT;B. 图湃影像全域扫频 OCT

**图 5-11 眼前节光学相干断层扫描测量仪**

### (六)视觉质量分析仪

干眼患者的视觉改变多为间歇性,客观检查更能说明实时的视觉质量。视觉质量是比视力更高层次的抽象概念,包含视力、清晰度、舒适度、稳定性等方面,常用来评估患者的视觉满意度,主要的视觉质量测量工具包括 OQAS Ⅱ 客观视觉质量分析系统(optical quality analysis system,OQAS Ⅱ)(图 5-12A)、iTrace 视觉质量分析仪(图 5-12B)、视力表、波前像差仪等。

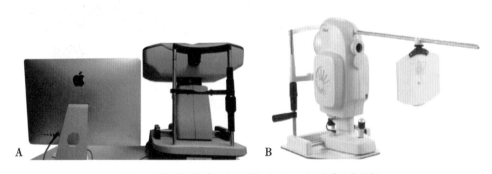

A. OQAS Ⅱ 客观视觉质量分析系统;B. iTrace 视觉质量分析仪

**图 5-12 视觉质量分析仪**

### （七）角膜地形图分析仪

泪膜是一层动态变化的屈光介质,干眼患者泪膜稳定性下降,眼表泪膜分布均一性下降,进而引起角膜表面不规则性增加、角膜前表面屈光力改变等。角膜地形图可通过测量角膜前后表面曲率、角膜厚度等参数了解角膜的形状及规则性。该检查具有高精确度、非创伤性、易重复测量等特点。角膜表面规则性指数(surface regularity index,SRI)和表面不对称指数(surface asymmetry index,SAI)可反映干眼患者的角膜表面规则性,有助于干眼的早期诊断。常用的角膜地形图分析仪品牌有德国 Pentacam 三维眼前节测量分析仪、意大利 CSO SIRIUS 天狼星三维角膜地形图及眼前节分析系统、日本 Tomey TMS-4N 角膜地形图仪、博士伦 Orbscan Ⅱ 眼前节分析系统等(图 5-13)。

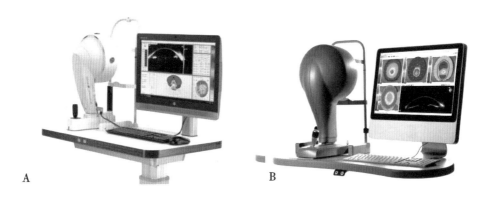

A. 德国 Pentacam 三维眼前节测量分析仪;B. 意大利 CSO SIRIUS 天狼星三维角膜地形图及眼前节分析系统

**图 5-13　角膜地形图分析仪**

## 四、检查耗材

### （一）眼表染色检测试纸

常见的活体染色染料包括荧光素钠、虎红及丽丝胺绿 B。因虎红染色刺激性大,目前临床上常用荧光素钠和丽丝胺绿 B 进行染色。

荧光素钠是最常用的角膜活体染色染料,荧光素钠试纸条可测定泪膜破裂时间,评价上皮细胞的屏障功能。该方法操作简单,费用较低,是最常用的检测泪膜稳定性的方法。丽丝胺绿 B 主要用于评价结膜病变。市场上已有商品化的荧光素钠和丽丝胺绿 B 相结合的混合型检测试纸。上述检测试纸常用的品牌有天津晶明、天津伊诺新康、辽宁美滋林等(图 5-14)。

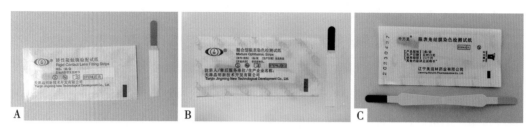

A.单一型（荧光素钠）；B、C.混合型（荧光素钠和丽丝胺绿B）

图5-14　眼表染色检测试纸

## （二）泪液分泌检测试纸

1.Schirmer试验　Schirmer试验是目前临床上最常用的定量检测水液性泪液分泌的方法。Schirmer试验所使用试纸的品牌有天津晶明（图5-15A）、天津伊诺新康、辽宁美滋林（图5-15B）等。

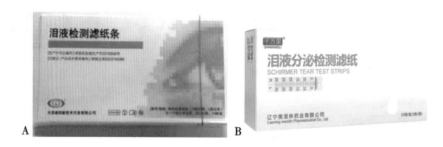

A.天津晶明泪液检测滤纸条；B.辽宁美滋林泪液分泌检测滤纸

图5-15　Schirmer试纸

2.酚红棉线试验　酚红棉线试验是一种检查泪河容量、辅助诊断水液缺乏型干眼的方法，该检查刺激性小，检查时间短。酚红棉线品牌有天津晶明、辽宁美滋林等（图5-16）。

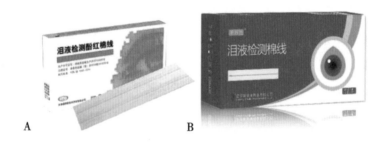

A.天津晶明泪液检测酚红棉线；B.辽宁美滋林泪液检测棉线

图5-16　酚红棉线

## 第二节 治疗设备和耗材

### 一、基础治疗设备

1. 睑缘清洁设备 睑缘清洁可有效去除睫毛根部的睑缘碎屑、阻塞睑板腺导管开口的固化分泌物和菌落,有助于睑酯从腺管排出,具有改善睑板腺开口阻塞情况和改善眼睑卫生的作用。目前睑缘清洁的方法有医用棉签或清洁湿巾清洁睑缘、睑缘清洁仪及睑缘清创术。对于睑缘微生物、鳞屑及角化组织,睑缘清洁仪较传统的睑缘清洁方式清洁力度更强,可辅助用于治疗睑缘炎、睑缘炎相关角结膜病变和 MGD 及其相关干眼。目前睑缘清洁仪常用的品牌有:上海美重、泰州瞳卫士、欧科、慧睦堂等。各品牌产品图文详情见二维码 5-2。

二维码 5-2
各品牌睑缘清洁
设备

2. 熏蒸仪 目前超声雾化熏蒸治疗药物大致可分为单味或复方中药、西药以及中西药联合 3 种。超声雾化熏蒸治疗可使药物发挥更好的作用,具有不良反应小、起效快、无创、使用方便等优点。常用的超声雾化熏蒸仪品牌有小心眼、医心演绎、点瞳、美迪信、美重等。各品牌产品图文详情见二维码 5-3。

二维码 5-3
各品牌熏蒸仪

3. 睑板腺按摩器械 睑板腺按摩的基本原理是通过机械挤压睑板腺,疏通阻塞的睑板腺开口,排出睑板腺内的异常睑酯,是目前使用最广泛的治疗 MGD 的方法之一。干眼中心内睑板腺按摩适用于中、重度睑板腺开口阻塞者。常用的睑板腺按摩器械有:①棉签或玻璃棒(图 5-17A);②睑板腺镊(图 5-17B);③睑板腺垫板(图 5-17C)。目前睑板腺按摩需要多大的压力尚无标准,但需要以患者所能承受的疼痛为限,建议按摩前滴入表面麻醉剂以缓解患者疼痛。

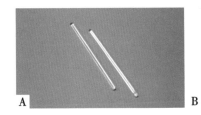
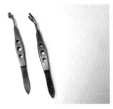
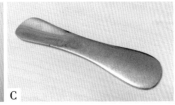

A. 玻璃棒;B. 睑板腺镊;C. 睑板腺垫板

图 5-17 睑板腺按摩器械

## 二、特殊治疗设备

1. **IPL 治疗仪** IPL 疗法是临床上治疗 MGD 及 MGD 相关性干眼的物理疗法之一,主要原理是利用宽谱非相干光的光热效应、热辐射效应、杀菌、抗感染、光调节和恢复局部低氧环境等作用改善睑板眼表的微环境,减轻眼表疾病的眼部症状和体征。该治疗方法无创、安全、作用快捷、疗效肯定。目前常用的仪器品牌包括美迪信、奇致、焕澄、科林、科医人等。各品牌产品图文详情见二维码 5-4。

二维码 5-4
各品牌 IPL 治疗仪

2. **热脉动治疗仪** 睑板腺热脉动治疗仪(图 5-18)是一种用于治疗 MGD 的电动热脉冲设备,可同时对上、下眼睑的睑结膜面进行加热,并同时从眼睑皮肤面对睑板腺进行脉冲式按摩,持续改善干眼患者的症状和睑板腺分泌功能,解决 MGD 阻塞的核心问题。该治疗主要适应于睑板腺导管囊样扩张的成人患者,包括 MGD 及其相关干眼患者。目前常用的仪器品牌包括美国强生 LipiFlow 睑板腺热脉动治疗仪。

另外市场上出现了用于治疗 MGD 的睑板腺光热脉动复合治疗仪(图 5-19),该治疗设备主机发出 LED 光,光能被眼睑组织内的发色团吸收转变为热能,融化堵塞物,然后通过手动挤压眼睑排出融化的睑酯,以疏通睑板腺。目前常用的仪器品牌包括美国爱尔康睑板腺光热脉动复合治疗仪。

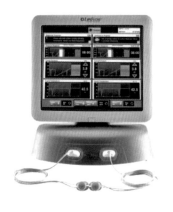

图 5-18 睑板腺热脉动治疗仪

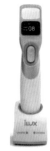 

手持主机　　一次性患者接口

图 5-19 睑板腺光热脉动复合治疗仪

3. **湿房镜** 湿房镜可减少泪液蒸发,同时可阻隔风沙、粉尘、紫外线、变应原等外界环境对眼表的刺激,适用于各种类型应用常规治疗方法效果不佳的干眼患者。目前市面上销售的品牌众多,干眼中心需选择正规厂商生产的湿房镜产品。

**4. 泪点塞和泪小管栓** 泪道栓塞可延长自身泪液在眼表的停留时间,降低泪液渗透压,恢复和维持眼表健康环境,以减少人工泪液的使用频率。泪道栓塞治疗方法最常见的是泪点塞植入术和泪小管栓植入术。

泪点塞被置于泪小点的开口处(图 5-20),优点是可见、有不良反应时可随时取出、减少泪道残留盲端、泪小管炎症较少;缺点是患者可能有异物感、塞子容易脱出,去除塞子后会因泪点的扩大而加重干眼症状。目前常用的泪点塞有预装 Punctal Plug 泪点塞、预装 Painless 泪点塞、UltraPlug 泪点塞等。

泪小管栓被放置于泪小管的深处(图 5-21),优点是不外露、不易脱出、无异物感、不造成泪点扩大;缺点是取出相对困难、泪道残留盲端可能会导致泪小管炎症、移位时难以确定。常用的泪小管栓有 VisiPlug 泪小管栓、Herrick 泪小管栓、SmartPlug™ 泪小管栓、FORM FIT® 型泪小管栓等。

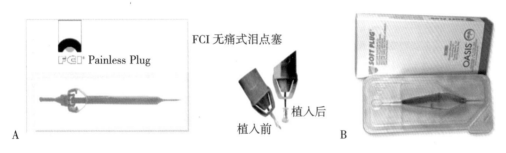

A. 法国 FCI 预装 Painless 泪点塞;B. 美国 OASIS 泪点塞

**图 5-20  泪点塞**

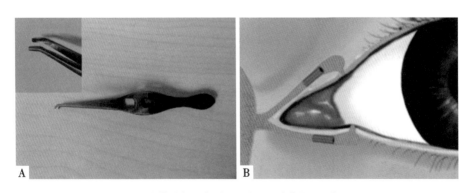

A. 泪小管栓专用放置镊;B. 植入泪小管栓后示意图

**图 5-21  泪小管栓植入术**

**5. 治疗性接触镜** 治疗性接触镜主要包括治疗性软性角膜接触镜、药物缓释型角膜接触镜及巩膜镜。

治疗性软性角膜接触镜又称绷带镜（图5-22），是指可覆盖于角膜表面，用于保护眼表、辅助治疗角膜及眼表疾病的一种软性角膜接触镜。绷带镜可稳定泪膜，帮助上皮细胞修复，预防眼表干燥，可用来治疗干眼。目前临床常用的品牌包括博士伦"纯视"、强生安视优®欧舒适®等。

药物缓释型角膜接触镜除有绷带保护作用外，其负载的药物利用率比滴眼液高35%左右。目前负载治疗干眼的药物有人工泪液、促分泌制剂、渗透压保护剂和抗炎类药物等。市面上现有的品牌是EyeYon Medical的Hyper-CL™治疗性隐形眼镜。

巩膜镜（图5-23）是直接接触巩膜，不接触角膜，覆盖眼表的一种硬性隐形眼镜。对于重度或高度角膜不规则的干眼患者，巩膜镜可作为首选的非药物治疗方式。目前国内品牌有维视艾康特的艾康菲巩膜镜，国外的品牌有Custom stable、Epicon A等。

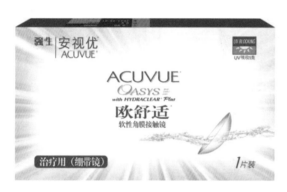

图5-22 强生安视优®欧舒适®绷带镜

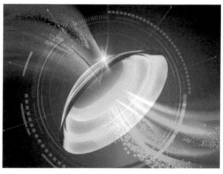

图5-23 Epicon A 巩膜镜

## 三、治疗耗材

目前我国市面上用于干眼治疗的商品化耗材品牌较多，在此不做详述，干眼中心需选择正规厂商生产的产品。具体类目的品牌产品图文详情见二维码5-5。

二维码5-5

治疗耗材具体类
目的品牌产品

**1. 热敷贴** 热敷贴可促进睑板腺开口重新开放，使脂质软化从而促进睑酯的排出，维持泪膜的稳定性。

**2. 冷敷贴** 眼表冷敷可降低局部温度，抑制炎症因子释放；激活眼表冷受体，提高基础泪液分泌；促进局部毛细血管收缩，减少肿胀，缓解疼痛。

3.常规清洁湿巾/棉片　清洁湿巾/棉片可清除睑缘脏污物、坏死组织等,减少局部微生物载量,利于睑板腺分泌,改善睑缘微环境。

4.茶树精油/4-松油醇湿巾　茶树精油/4-松油醇湿巾可应用于蠕形螨感染导致的眼表疾病患者,对缓解眼痒和针刺感等症状有一定疗效。

5.次氯酸湿巾　次氯酸湿巾可改善睑缘炎患者的眼部症状,减轻睑缘及结膜充血程度,提高泪膜稳定性。

6.清洁刷头及清洁液　清洁刷头需配合使用专用的清洁液,通电后电动清洁刷头高速旋转,与睑缘、睫毛根部反复摩擦,可安全、有效、简便地清除睑缘微生物、鳞屑及角化组织。

# 第三节　软件设备

随着我国经济水平和科技水平的快速发展,提供优质医疗资源以服务民生已成为政府和社会的共识。新医改中明确提出进一步改善就医环境,控制医疗费用增长,利用信息化手段提高医疗资源管理水平。以此为契机,智慧医院应运而生,并迅速成为建设热点。智慧医院的内涵是基于对互联网技术的有效利用,增强与相关配套设施提供方的联系沟通,建立综合的管理体系,提升医院部门的服务质量,让医生和护士从繁杂的工作中解放出来,更专注服务于患者。2019年国家卫生健康委员会明确了我国智慧医院的建设范围,主要包括三大领域:面向医务人员的"智慧医疗"、面向患者的"智慧服务"、面向医院管理的"智慧管理"。智慧医院的实现需要构建和不断完善医院信息管理系统。公立医院的干眼中心使用医院配备的信息管理系统;独立的干眼中心可根据自身特点和市场定位选择不同功能的子系统组建自己的信息管理系统。

## 一、面向医务人员的"智慧医疗"

智慧医疗的核心是智能化应用,即对医疗数据的应用、以电子病历为核心的信息系统建设。医院信息系统(hospital information system,HIS)是以医院管理为目的,以"患者"为中心和"高效诊疗"为服务理念,以"一卡通"作为患者唯一标识,引入全自助、全预约、预支付等新型服务模式,提供高效率、高质量、流程化、标准化与个性化服务流程的定制,全面提升医疗服务质量和患者满意度,系统结合医学与管理信息,通过处理收费、药品及物资等财务信息,将各系统数据动态相连,保证各部门运转既相互协调配合又相互制约控制,从而建立起一套合理、高效、科学的工作流程制度。HIS 应包括门诊管理、药品管理、住院管理、统计决策、运维管理、医技管理六个模块,每个模块均有多个子系统组成,具体见图 5-24。

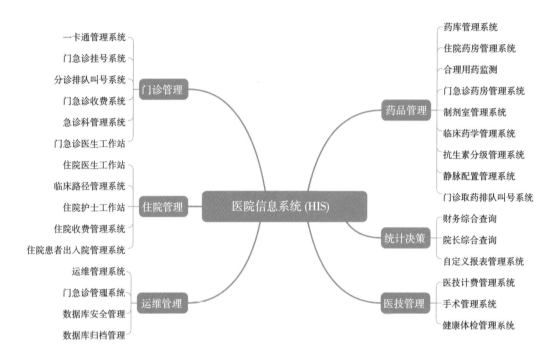

图 5-24 医院信息系统

## 二、面向患者的"智慧服务"

国家卫健委发布的《医院智慧服务分级评估标准体系(试行)》,服务内容涵盖了诊前、诊中、诊后、全程、基础与安全五个大类。以医院资源统一预约平台为基础,包括患者预约挂号、智能导诊、院内导航、移动支付、信息查询、自助服务、复诊提醒、满意度调查、在线咨询、健康教育、院后随访、居家管理等方面。鉴于干眼是一种慢性疾病,需要长期治疗,因此开展干眼慢病管理是干眼中心的重要工作。患者就诊流程中的诊前、诊中、诊后可依托患者身份证/医保卡/电子就诊码等实现医院就诊一卡通管理(图 5-25),但对于复诊提醒、在线咨询、院外随访、居家管理等方面该系统不具备双向互动交流的功能,具有局限性,如患者居家自我管理或用药过程中,遇到问题不能及时反馈,医生不能提供连续性指导等。针对这些问题,干眼中心可配备以互联网技术和人工智能为基础构建的"数字化干眼诊疗与管理平台"(图 5-26),针对性为患者提供一对一"眼健康处方",实现医生与患者的双向交流,满足不同干眼患者的个性化诊疗需求。

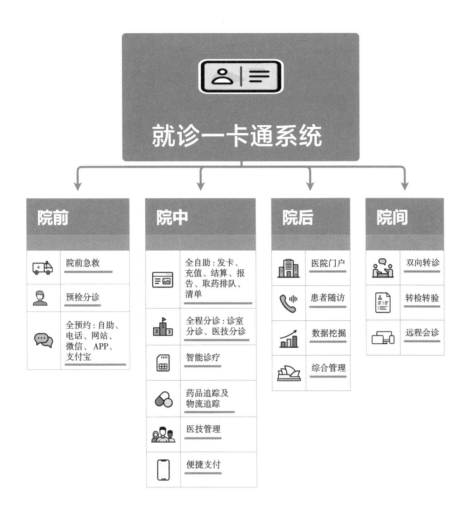

图 5-25 就诊一卡通管理系统

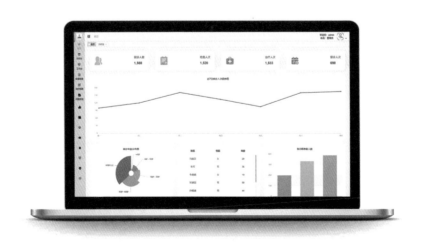

图 5-26 数字化干眼诊疗与管理平台

### 三、面向医院管理的"智慧管理"

智慧管理可依托 OA 办公系统(图 5-27)及医院运营管理平台(HRP)(图 5-28)实现。医院可依托 OA 办公系统,将医院的人员、业务流程、信息、组织机构与办公自动化技术与设备集成为一个有机的系统,使之成为全院人员的统一工作平台。其主要功能有门户管理、内控管理、网上办事大厅、内部邮件、流程管理、文档管理、公文管理、会议管理、会议议题管理、日程管理、任务管理、通讯录、问卷调查、活动预约、手机短信、满意度管理、请假管理、自定义表单、自定义报表、系统后台管理、信访管理、排班管理、移动应用平台等。

| OA "一体化经营式"医院管理平台 | 综合办公 | 门户管理 公文管理 知识管理 报表管理 |
| | | 议题管理 会议管理 即时通讯 车辆管理 |
| | | 绩效管理 人事管理 短信平台 计划总结 |
| | 业务流程管理 | 院办类流程 科研类流程 审计科流程 教育处流程 |
| | | 工会类管理 保卫处流程 门诊部流程 人事处流程 |
| | | 资产招标类流程 合同签署流程 |
| | 个性应用 | 三重一大 医德医风 排班管理 |
| | | 患者满意度调查 |
| | 移动办公平台 | HIS 系统 LIS 系统 病案系统 |
| | | 电子签章系统 短信接口 报表系统 |

图 5-27 OA 办公系统

HRP 是医院融合现代管理理念和流程,整合医院已有信息资源,将医院的人、财、物、科研统一纳入管理体系,创建一套支持医院整体运行管理的统一高效、互联互通、信息共享的系统化医院资源管理平台。医院 HRP 系统的构建,能够帮助医院建立面向合理流程的"扁平化管理模式",最大限度发挥医院资源效能,使医院全面实现可视化管理。HRP 应包括以下几个方面。

(1)医疗护理管理:医疗及护理质控管理、医疗准入管理、医院感染管理与控制、不良事件管理。

(2)人力资源管理:人力资源规划、人事管理、人员考核与薪酬管理。

（3）财务资产管理：医疗收入管理、财务会计、预算管理、资产财务管理。

（4）药事管理：药品耗材遴选与购置、库存管理、消毒与循环物品管理、监测与使用评价。

（5）智能后勤管理：设备设施管理、后勤库房管理、医疗废弃物管理、智能被服管理、智能设备监控、智能能源管控、安全保卫管理、信息系统保障管理。

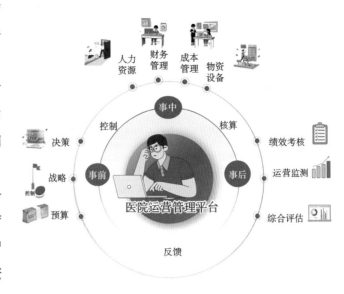

图 5-28　医院运营管理平台（HRP）

（6）教学科研管理：考试安排、教学日历、项目管理、成果管理、结项管理。

# 第六章
## 干眼中心药品配置

随着对干眼发病机制的进一步研究,干眼的药物治疗已从单纯的人工泪液替代治疗向针对病因的个体化治疗转变。目前用于干眼治疗的药物种类很多,在临床诊治干眼患者时,需明确患者的病因、分型与分度,根据不同情况合理选择药物,以期获得良好的治疗效果。各干眼中心可根据实际情况配备不同的药物。

### 一、补充泪液类药物

1.人工泪液　人工泪液是低渗或等渗缓冲液,包含电解质、表面活性剂和增黏剂,具有和人体自身分泌的泪液类似的性质。主要功能是润滑眼表,改善干眼患者症状,为治疗干眼的一线用药,适用于各种类型干眼。国内市场上人工泪液常见以下几类。

(1)黏多糖类人工泪液:常用的有玻璃酸钠和硫酸软骨素。两者结构相似,具有较强的保水性,能在角膜表面形成一层透气水膜,并可加速角膜损伤修复。该类人工泪液商品化的产品主要有0.1%玻璃酸钠滴眼液、0.3%玻璃酸钠滴眼液及硫酸软骨素滴眼液。

二维码6-1

黏多糖类人工泪液产品

0.1%玻璃酸钠滴眼液有海露、爱丽、润洁、乐敦莹、润怡、奥视明、999每目、水可盈、闪亮、珍视润、万汉润晶、联邦亮晶晶、爱舒维适、亿胜、信润明、慧珠、尖峰等;0.3%玻璃酸钠滴眼液有爱丽、普润盈、润派、欧沁等;硫酸软骨素滴眼液有润洁蓝装滴眼液、舒视明爱馨乐、国光硫酸软骨滴眼液、乐敦莹、莹养等。具体产品图文详情见二维码6-1。

(2)纤维素醚类人工泪液:常见的有羧甲基纤维素和羟丙基甲基纤维素。此类物质黏度高,在眼表停留时间较长,具有润滑和保湿作用,但仅对水液缺乏型干眼效果明显。目前商品化的羧甲基纤维素滴眼液有亮视;羟丙基甲基纤维素滴眼液有盈润、珍视明(珍视爽)。具体产品图文详情见二维码6-2。

二维码6-2

纤维素醚类人工泪液产品

（3）聚乙烯醇人工泪液：聚乙烯醇人工泪液与天然泪液等渗,具有良好的成膜性和保水性,保护泪膜脂质层,减少泪液的蒸发。但其黏度低,在角膜表面停留时间短。目前商品化的聚乙烯醇滴眼液有瑞珠、瑞珈、艾明可、999 每目、干眼灵、利奎芬等。具体产品图文详情见二维码6-3。

二维码6-3

聚乙烯醇人工泪

液产品

（4）右旋糖酐人工泪液：右旋糖酐人工泪液可提高胶体渗透压,减轻眼表上皮细胞水肿,促进细胞正常生理的恢复。目前商品化的右旋糖酐滴眼液有泪然、倍然、珍视康、一夫诺/马应龙美康、立方、润齐等。具体产品图文详情见二维码6-4。

二维码6-4

右旋糖酐人工泪

液产品

（5）聚乙二醇人工泪液：聚乙二醇人工泪液具有亲水性和成膜性,可增加泪膜黏液层厚度,较长时间黏附眼表,维持眼表功能。目前商品化的聚乙二醇滴眼液有思然等（图6-1）。

（6）维生素 A 人工泪液/凝胶：维生素 A 对于正常角结膜上皮的生长和分化十分重要,能有效地防止角膜、结膜上皮细胞的角化,促进泪腺细胞及杯状细胞的分泌功能。目前商品化的维生素 A 滴眼液/凝胶有兹养、诺沛等（图6-2）。

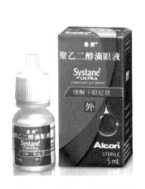

图6-1　聚乙二醇滴眼液

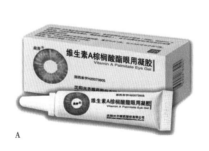
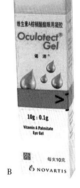

A.兹养（5 g∶5 000 IU,以维生素 A 计）；B.诺沛（10 g∶0.1 g）

图6-2　维生素 A 眼用凝胶

（7）卡波姆滴眼液/凝胶：卡波姆滴眼液/凝胶是一种水溶性的凝胶,能显著延长药物在眼表的停留时间,可促进角膜上皮愈合,降低通透性。目前商品化的卡波姆滴眼液/凝胶有立宝舒、唯地息等（图6-3）。

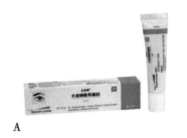
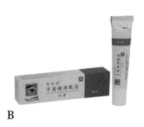

A. 含脂质的卡波姆凝胶;B. 卡波姆凝胶

图6-3　卡波姆凝胶

（8）含脂质滴眼液/凝胶:补充脂质层的人工泪液主要作用是防止泪液蒸发,延长泪膜的涂布时间,维持泪膜的稳定性。目前商品化的含脂质滴眼液/凝胶有立宝舒、新泪然等(图6-4)。

**2.促泪液分泌型药物**

（1）促黏蛋白分泌眼局部用药:包括地夸磷索钠滴眼液和瑞巴派特滴眼液。

1）地夸磷索钠滴眼液:地夸磷索钠是 P2Y2 受体激动剂,可促进泪液中的水液和黏蛋白的分泌。目前商品化的滴眼液有丽爱思、雨润®、润立明等。具体产品图文详情见二维码6-5。

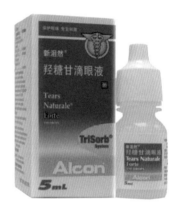

图6-4　含脂质滴眼液

2）瑞巴派特滴眼液:瑞巴派特滴眼液可修复眼表上皮细胞、增加黏蛋白分泌,有效延长泪膜破裂时间,抑制炎症反应,恢复及维持眼表泪膜的稳定性,且不良反应发生率低。目前在国外已上市,但在我国尚未被批准上市销售。

二维码6-5
地夸磷索钠滴眼液

（2）全身治疗用药:目前具有促进泪液分泌的口服制剂有 2 种,通过增强副交感神经递质乙酰胆碱的活性或数量发生作用。一种与Ⅲ型乙酰胆碱受体(M3 受体)结合,刺激腺体分泌、促进泪液产生,如毛果芸香碱(匹罗卡品)、西维美林、环戊硫酮等,但该药胃肠道反应较为明显,导致其应用受限;另一种通过抑制胆碱酯酶的活性,使胆碱能神经末梢释放的乙酰胆碱积聚,从而促进腺体分泌,如新斯的明,其不良反应主要是胆碱能危象。目前全身治疗用药在临床应用较少。

## 二、抗炎药

干眼的主要临床病理变化表现为泪液的高渗性、泪液分泌量的减少和泪膜的不稳定,而这些改变与眼表炎症相伴而生,干眼和炎症互为因果,相互促进,形成恶性循环。因此,抗炎治疗成为干眼治疗的核心环节。目前临床常用的抗炎药包括非甾体抗炎药、糖皮质激素和免疫抑制剂。

1.**非甾体抗炎药**　通过抑制环氧化酶,减少前列腺素等炎性介质的释放控制炎症,但其抗炎作用较糖皮质激素弱,一般应用于不同程度干眼患者的维持治疗。临床常用的有双氯芬酸钠、普拉洛芬及溴芬酸钠滴眼液等。目前商品化的双氯芬酸钠滴眼液有迪非、晶奇、远清、联邦舒晶晶、同盛兰威、宝彤等;普拉洛芬滴眼液有普南扑灵、安必多、卫晶、海山牌等;溴芬酸钠滴眼液有叙清、普罗纳克、卓立平、适利舒、泰沃康等。具体产品图文详情见二维码6-6。

二维码6-6
非甾体抗炎药产品

2.**糖皮质激素**　通过抑制丝裂原活化蛋白激酶通路减少促炎因子白介素、肿瘤坏死因子和基质金属蛋白酶-9的产生,迅速缓解患者的症状及体征。不同种类激素等效量下抗炎作用强弱顺序为:地塞米松>泼尼松龙>氟米龙、氯替泼诺。目前商品化的地塞米松滴眼液有恒久远、马应龙等;泼尼松龙滴眼液有百力特(1%)等;氟米龙滴眼液有氟美童(0.02%和0.1%)、艾氟龙(0.1%)、青诺(0.1%)、迪立消(0.1%)等;氯替泼诺滴眼液有露达舒(0.5%)等。另外,复方妥布霉素地塞米松眼科制剂在较强抗感染作用基础上,还有广谱抗菌性能。目前商品化的滴眼液/眼膏有典必殊、百仕妥、典舒、涵沛、卓亮、舒视明、民生等。具体产品图文详情见二维码6-7。

3.**免疫抑制剂**　免疫抑制剂类药物起效时间长,可与糖皮质激素合用达到较好的联合效果,可作为眼用激素的联合用药或发生激素不良反应时的替代药物,主要用于伴有眼部炎症的中、重度干眼,尤其是合并有免疫性疾病的患者。临床常用的药物包括环孢素(0.05%和0.1%)和他克莫司滴眼液。

二维码6-7
糖皮质激素眼用产品

环孢素可抑制T细胞的活化和炎症因子的释放,促进T细胞凋亡,阻断炎症的恶性循环,目前商品化的环孢素滴眼液有兹润(0.05%)、田可明(0.1%)等。他克莫司抗炎机制与环孢素类似,但免疫抑制作用明显高于环孢素,起效更快,可用于重症患者的冲击治疗,待炎症减轻后可改用环孢素,目前商品化的他克莫司滴眼液有塔克司(0.1%)。具体产品图文详情见二维码6-8。

4.其他　立他司特滴眼液通过竞争性拮抗淋巴细胞功能相关抗原-1与配体细胞间黏附分子-1相互作用抑制 T 淋巴细胞的活化、分化、迁移以及炎症因子的释放,从而减轻眼表的炎症反应,在国外已被批准用于干眼的治疗。

二维码6-8
免疫抑制剂类药物产品

### 三、修复眼表类药物

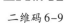

1.促眼表修复的滴眼液/凝胶　以成纤维细胞生长因子、表皮生长因子、维生素 A 和小牛血去蛋白提取物眼部制剂为主要成分的滴眼液,可促进上皮增生、维持眼表微环境,多在干眼合并有角结膜上皮损伤时联合人工泪液一起使用。目前商品化的制剂有速高捷、睿保特、兹养、贝复舒等。具体产品图文详情见二维码6-9。

二维码6-9
促眼表修复的滴眼液/凝胶产品

2.眼用血液制品　有条件的干眼中心可配备自体血清/血浆及其他相关药物。自体血清生物学特性与泪液相似,含有大量生物活性成分,不仅可作为泪液的替代品,还能促进角膜上皮增殖分化和神经修复,可满足中、重度干眼患者的需要。但其为自制滴眼液,需要有资质的单位配制且应严格按照使用方法使用,避免医源性感染。

### 四、抗菌类药物

治疗睑缘炎相关干眼,如蠕形螨或细菌感染相关的睑缘炎时,局部或全身应用抗生素可以达到治疗目的的。

1.局部眼用抗菌药物　局部抗菌药主要用于睑缘的涂擦,一般选用眼用凝胶或眼膏。常用药物有以下几类。

(1)喹诺酮类(如氧氟沙星滴眼液/眼膏、莫西沙星滴眼液、加替沙星滴眼液)、大环内酯类(如红霉素眼膏)、夫西地酸滴眼液等主要用于治疗伴有细菌感染的 MGD 所致的干眼。

(2)硝基咪唑类:主要用于蠕形螨或厌氧菌感染相关的睑缘炎及干眼。现无商品化药品,可医院临时配制。

(3)氨基糖苷类:如妥布霉素地塞米松眼膏可用于睑缘炎症严重的患者。

上述产品图文详情见二维码6-10。

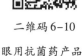

二维码6-10
眼用抗菌药产品

2. 全身用抗菌药物

（1）四环素类药物：适用于脂质异常型干眼，常用的有米诺环素、多西环素等。

（2）大环内酯类药物：具有刺激人睑板腺上皮细胞分化、促进脂质聚集及抗菌作用，适用于重度或难治性脂质异常型干眼，尤其对全身应用其他抗菌药不耐受者可能有效。常用的有阿奇霉素。

## 五、其他

口服补充 Omega-3 脂肪酸可改变睑板腺分泌的脂肪酸组成成分，使不饱和脂肪酸的含量增加，降低睑酯的熔点，使其在体温下呈液态，从而防止睑板腺开口阻塞，减缓泪液蒸发；其次 Omega-3 脂肪酸还具有一定的抗感染作用，但其在治疗干眼方面的有效性尚存争议，目前尚无标准化的使用方法（图 6-5）。

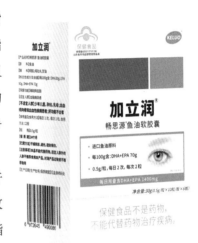

图 6-5　Omega-3 脂肪酸

雄激素可作用于睑板腺，促进睑酯生成，对于合并有 MGD 的围绝经期女性使用雄激素替代治疗不但可改善干眼症状，亦可改善泪膜破裂时间、睑酯分泌量、睑酯质量以及角膜荧光素染色评分。

研究表明，氧化应激参与干眼的病理机制，干眼患者泪液中含有氧自由基，活性氧可以破坏结膜杯状细胞、眼表神经髓鞘和泪液脂质层，导致泪膜不稳定及渗透压升高。目前以线粒体中的氧化应激为作用靶点的抗氧化物 Visomitin 已在国外上市，可明显改善患者干眼症状，增加泪膜稳定性并减少角膜损伤。

# 第七章
## 干眼中心人事管理制度

为使干眼中心人事管理工作规范化、制度化和统一化，使人事管理工作有章可循，明确职工的权利和义务，使干眼中心人力资源得到充分开发、利用和及时补充，使人员的选配、调用、培训与管理符合中心有效运行的要求，需要在干眼中心负责人的领导下，结合中心实际情况，科学、合理地做好中心组织架构设置、定编以及定岗定员工作，同时根据中心人事管理的实际，建立健全人事管理制度并严格执行。本章将对干眼中心人员编制的确立、招聘管理和规章制度等方面进行介绍。

## 第一节　人员编制与整体组织架构的确立

人员编制是指一个机构对于工作人员的数量定额、结构以及职务的配置。在正式组建干眼中心团队之前，首先需要对干眼中心的组织架构有一个整体的设计，规划出一个基本组织框架。组织框架的设计要结合干眼中心未来所要开展的工作全面考虑，从自身现在和未来的发展战略，以及经济规模的角度出发，规划出一个合理的发展目标。

需要进一步说明的是，干眼中心组织架构的建立与最终确定，人力资源管理者从始至终都要对相关文件进行严格的签字审批，并做好留档，为以后的人员配置和调整做好制度保障，同时还须监管干眼中心组织架构的建立、完善及未来的组建工作，由此保证人员结构的稳定性和合理性。

## 第二节　定岗定员

整体的组织架构和人员编制确立后，需确定每个岗位所需配备的合理的人员数量,即定岗定员。定岗定员指干眼中心按照自身的规模、所承担的功能与任务,结合未来发展规划,在充分考虑本阶段人员整体素质与能力、服务流程和管理水平等综合因素情况下,对干眼中心配备的各类人员进行岗位设置和人员配置的设计与规划,是干眼中心人力资源管理中的基础工作。为实现人力资源管理的科学化、规范化、制度化,定岗定员应注意以下几点。

## 一、指导思想

定岗定员工作应坚持以人为本,充分考虑干眼中心实际情况,既要实行满负荷工作,又要考虑职工的身心承受能力;既要节约人力成本,又要确保医疗质量;既要提高工作效率,又要追求细节的完美。确保定岗定员能规范干眼中心管理,科学配置人力资源,不断提高医疗技术水平和服务质量。

## 二、定岗定员的原则

1.**尊重现实原则**　定岗定员首先应遵循尊重现实的原则。干眼中心人员与岗位匹配情况的影响因素包括:科室的发展目标、社会文化背景、管理体制、职工的执业理念、长期的工作习惯以及个人价值观等。通过定岗定员合理调整人员结构,对工作负荷与压力进行合理分解,对各岗位职工的工作数量、质量、效率进行合理评价,能够增强各级管理人员和全科室职工的人力成本控制意识和效率意识,从而基本实现定岗定员的目的。

2.**工作需要原则**　定岗定员必须以满足工作需要为根本原则,做到"以事定岗、以岗定人"。按照科室各部门职责范围确定岗位名称和人员配比,不应因人设岗。分配工作内容时,需要根据本部门的实际情况进行科学预估,确定工作范围和总体工作量,并以此决定人员配置。避免出现人员过剩或为了多用人而有意加大工作安排的情况。

随着社会的发展,视频终端的使用使得干眼患者逐渐年轻化,学生及上班族的患病率日益增加,干眼中心节假日的工作量可能甚至多于平时,因此合理安排职工的工作时间对于保障服务和节约人力资源尤为重要。这些问题在早期定岗定员时就应考虑进去。

3.**精简高效原则**　即优化岗位与人员编制配比,在保证干眼中心工作质量的前提下,用较少的人员完成较多的工作任务,从而提高科室工作效率,达到优质、高效、低耗的目的。比如提倡一人多岗,一人可以负责2种或2种以上工作内容相对简单的岗位,这样既可发掘职工劳动潜力,培养职工的综合技能,又可节约人力资源,实现精简高效的目的。

4.**结构合理原则**　定岗定员要保证各类人员合理的比例关系和合理的层次结构,使干眼中心人员达到群体组合的最优化,以发挥人力资源的最大效能。根据干眼中心的专业性特点,尤其是要处理好医、药、护、技、管理人员和后勤人员等各种岗位之间的比例关系,合理安排管理人员与全部职工的比例关系。管理人员占职工总数的比例与科室的管理体制、内部运行机制、专业化程度、职工素质、科室文化以及其他因素有关。

5.**定性与定量相结合原则**　干眼中心的部分工作可以用数量指标来统计,即定量工作;部分工作由于其工作的性质、内容、任务和环境条件相对特殊,无法定量,即定性工作。定岗定员时,要做到定性与定量相结合,认真分析、了解职工的基本状况,包括年龄、工作年限、体质、性别、文化和技术水平等,保证职工可以被安排到合适的工作岗位上,做到人尽其才、人事相宜。

6.**动态调整原则**　科室所处的环境及其各种条件变化越来越快,在某一阶段做出的定岗定员可能只适合当时阶段干眼中心的发展。科室人力资源编制应该根据科室发展、学科建设、工作效率、经营管理水平等情况,采取因时因地制宜措施,实施动态管理,以满足科室发展的客观要求。一旦某些关键因素产生新的变化,定岗定员就需要进行相应调整。此外,须建立相应的沟通及反馈机制,使职工有选择工作岗位和工作内容的渠道,也使科室有选择更适合岗位要求的职工的途径。

关于具体定员水平,可以比对同行业相关数据,调整干眼中心定岗定员方案。

# 第三节　招聘管理

干眼中心的组织架构和定岗定员确立后,需尽快开展有关人员的招聘工作。需要特别注意的是,干眼中心团队人员的招聘包括核心人员的招聘及其他人员的招聘,核心人员的招聘工作要相对重要一些,需要干眼中心的筹建方直接参与其中,招聘和遴选优秀合格的人才,包括学科带头人及各职能部门管理层;而其他人员的招聘则可由人力资源管理人员来开展工作。

## 一、招聘原则

1. 用人原则

(1)在人才引进上,坚持"因事设岗,以岗定人;德才兼备,以德为先;综合考核,注重能力"三大原则。

(2)根据干眼中心实际情况设置各类新进人员最低学历要求。

2. 选拔与录用原则

(1)人才选拔要坚持外部引进与内部培养相结合,侧重内部培养;人事任用、职位升迁考评时,注重工作实绩考核,同等条件下,内聘优先。

(2)人才甄选与录用要坚持"公开招聘、择优录用、双向选择、平等自愿"四大原则。

## 二、招聘实施

(1)人力资源部根据人力需求制订招聘计划,内容包括工作目标任务、方式和渠道、费用成本预算等。

(2)人力资源部按招聘计划的要求,做好招募前的准备工作,主要有招聘渠道相关方的洽谈、选择;相关费用的商定;招聘广告的策划、制作;及时进行招聘信息的发布。

(3)人力资源部按招聘岗位的要求,收集应聘者资料,做好基本信息录入,保存好应聘者身份、学历、资历证明文件复印件等资料。

(4)人力资源部综合考虑与比较应聘者的个人条件与素质,筛选确定进入初试的应聘人员,协商确定初试时间并通知应聘人员。

(5)人力资源部及用人部门工作人员对前来参加应聘的人员要做好接待工作,按应聘岗位指导其填写《应聘人员登记表》。

## 三、招聘方式

根据不同岗位的重要性,视需要选择具体选拔方式:可以分为外部招聘、内部招聘两种方式。

1. 外部招聘　是通过医院官网、招聘网站等发布招聘公告的形式进行招聘,适合干眼中心大规模的一次性招聘,具体优势如下。

(1)利于招聘到一流人才。外部招聘面向社会,人才来源广,选择空间大,较易招聘到较多的优秀人才,尤其是一些稀缺的复合型人才。

（2）利于宣传、树立干眼中心的形象。外部招聘是一种有效地与社会交流的方式，干眼中心可借此在应聘人才中宣传并树立良好形象。

（3）利于带来新思想和新方法。外部招聘可将不同背景的优秀技术及管理人才聚集在一起，在带来新思想和新方法的同时，还可在无形中给干眼中心原有职工施加压力，改变既定思维模式，提高竞争意识，产生"鲶鱼效应"，可对干眼中心的发展起到良好的推动作用。

**2. 内部招聘** 可通过内部晋升、工作调换、工作轮换、人员重组等方法，从干眼中心内部选拔出合适的人员补充到空缺或新增的岗位上，更适合于新增岗位和中层管理岗位等种类的招聘，具体优势如下。

（1）准确性高。内部招聘可以相对容易的全面、准确认识内部职工的工作能力、发展潜能及性格等情况，有利于提高招聘的决策成功率。

（2）适应较快。内部职工更了解干眼中心自身的运营模式，与从外部招聘的新职工相比，能更快地适应新的工作。

（3）激励性强。内部招聘能够给职工提供发展的机会，强化职工的工作动机，增强对干眼中心的责任感。尤其是各级管理层人员的招聘，会带动一批优秀人才的晋升，从而鼓舞职工的士气，在干眼中心内形成积极进取的良好氛围。

（4）成本较低。内部招聘可以节约人力资源成本，减少了干眼中心因岗位空缺而造成的间接损失。此外，职工已基本融入了干眼中心各项文化制度，对中心的忠诚度较高、离职率较低。

# 第四节　规章制度管理

为进一步完善人事管理制度，确保干眼中心的规范运营，中心需要根据国家有关劳动人事法规、政策，制订相应的人事管理规章制度，具体如下。

## 一、用工制度

干眼中心录用职工实行竞争上岗、岗前试用考核、聘用合同制管理。以"双向选择，优存劣汰"为中心的长期发展建立一支思想和业务素质优良的职工队伍。

1. 试用期管理　被录用的职工接到电话通知或录用通知书，在规定时间到单位报到,中心根据工作需要和个人专长,安排其在相应的工作岗位试工或试用,并与其签订试用期聘用合同,试用期 1 ~ 6 个月不等(一般为 3 个月)。试用职工的考核工作由人力资源部负责,并填写新职工试用表,根据试用期表现,决定转正或辞退。

职工试用期满后,考核合格者填报试用职工转正考核表并签订劳动合同,实行聘用合同管理。

**2. 辞职与解聘**

(1)职工必须服从中心安排,遵守各项规章制度,凡有违反并经教育不改者,中心有权予以解聘、辞退。

(2)职工的辞职或解聘均应按劳动合同中的有关规定办理。

(3)辞职的职工应向中心负责人提出书面报告,由人事部门备案后,方可办理有关手续并填写职工离职交接清单。

**3. 劳动合同的管理**

(1)合同的签订:职工在平等自愿的原则上与干眼中心签订劳动合同。合同聘用期为 1 ~ 3 年,合同期满双方无异议则顺延。

(2)合同的保管:中心的管理人员、专业技术人员及其他人员的劳动合同由人事部门统一保管。

(3)人事调动:人员调动必须坚持岗位工作需要,专业对口,按正常程序办理。由相关部门提出建议,同人力资源部与有关部门商定后,报中心负责人,中心办公会讨论批准。人事调动后劳动合同可根据实际情况按需调整签订。

## 二、人事考评与奖惩制度

**1. 考评原则**

(1)公平、公正、客观原则:统一考评标准及程序,科学制订考评指标,多渠道收集考评信息,及时处理考评投诉。

(2)绝对性评价原则:以事实为依据,按照职务职能标准对职工的工作行为进行评价,而非人与人之间的相对评价。

(3)分析性评价原则:按事先研定的考评要素及重点逐条观察、判断、分析和评价,而非对人进行绝对评价。

**2. 考评办法** 年度考评:职工通过自评或述职,以完成年度和任期目标的工作情况为主要内容,对政治条件、工作态度、业务能力、学识水平、业绩贡献等方面进行全面总结,结合下属职工评议及上级领导的考核进行综合评定。其考核结果将作为工作调配、职务升迁和合同续签的依据。

3. 奖惩制度

(1)职工工作积极、业绩突出的应视情况分别给予表扬、嘉奖、晋职加薪等奖励。

(2)职工因违章、违纪、失职,应视情节轻重及损失大小,分别给予警告、记过、降职、辞退等处罚。

(3)对职工的奖励和处罚,由中心相关部门提出申请,写明事由并签署意见,报人力资源部经中心办公会决定后执行,人事部门备案。

## 三、其他制度

以上制度具体内容仅为参考,各干眼中心可根据自身实际情况对以上制度进行修订并制订其他相关制度,如请假制度、职工培训制度、绩效分配制度等。

# 第八章
# 干眼中心医疗质量管理制度

医疗质量是医疗机构的核心竞争力,健全完善的管理制度对于医疗机构的稳定高效运行及提高医疗质量至关重要。医务管理在规范化的干眼中心的日常运行之中尤为重要。健全的医务管理体系包含各项工作制度和相关岗位职责等有关内容。

干眼中心各项管理制度的制订及实施均依据我国相关的法律法规、国务院及上级卫生行政主管部门颁布的条例、办法及行业规范,包括但不仅限于:《中华人民共和国医师法》《中华人民共和国药品管理法》《中华人民共和国传染病防治法》《医疗机构管理条例》《麻醉药品和精神药品管理条例》《医疗纠纷预防和处理条例》《中华人民共和国护士管理条例》《医疗质量管理办法》《处方管理办法》《消毒管理办法》《医疗机构从业人员行为规范》《病历书写基本规范》等。在建立医务管理系统之前,应该充分了解这些法律法规、管理条例的内容,并严格遵守相关规定来建立干眼中心的医务管理制度。

## 一、医疗安全管理制度

为加强医疗安全管理,保证医疗安全,提高医疗服务质量,干眼中心应根据《医疗机构管理条例》《医疗纠纷预防和处理条例》,制订医疗安全管理制度。

公立医院的干眼中心,要严格遵循医院制定的医疗安全管理制度,共18项核心制度,分别是首诊负责制度、三级查房制度、会诊制度、值班和交接班制度、疑难病例讨论制度、急危重患者抢救制度、术前讨论制度、死亡病例讨论制度、分级护理制度、手术安全核查制度、手术分级管理制度(授权)、新技术和新项目准入制度、危急值报告制度、病历管理制度、抗菌药物分级管理制度、临床用血审核制度、信息安全管理制度、查对制度。

独立的干眼中心,其医疗安全管理,需重点做到以下几个方面:诊疗质控管理、病案质控管理、临床合理安全用药管理、护理质控管理、医疗事故防范管理。

**1. 诊疗质控管理**

（1）急危重症患者优先诊疗；接诊医师要详细询问病史，不得以任何理由延误患者的救治。

（2）医师接诊患者时应着装整齐，佩戴胸卡；与患者沟通时，应回应对方、注意倾听；查体时应做好解释，取得患者配合；诊疗中及时正确记录患者病情；诊疗后认真交代患者用药、解决患者的疑问。

（3）对于疑难病例的病因、救治方案及时讨论并写出评估报告；对于不太完善的诊疗过程，及时梳理，指出问题，针对相关病例提出改进措施。

**2. 病案质控管理**

（1）医务人员严格按照《病历书写基本规范》及时签署。

（2）病案应当按照规定顺序装订保存，详见本章"四、病案管理制度"。

（3）专人负责病案管理，每日看诊结束后及时将病案归档。任何人不得随意涂改病历，严禁伪造、隐匿、销毁、抢夺、窃取病历。

**3. 临床合理安全用药管理**

（1）医师在临床诊疗过程中，要按照药品说明书所列的适应证、药理作用、用法、用量、禁忌、不良反应和注意事项等制订合理用药方案，超出药品使用说明书范围使用药物，必须在病历上作出分析记录。执行用药方案时要密切观察疗效，注意不良反应，根据必要的指标和检验数据及时修订和完善原定的用药方案。

（2）医师不得随意扩大药品说明书规定的适应证，因医疗创新确需要扩展药品使用规定的，应报医疗质量管理委员会审批并签署患者知情同意书。

（3）医师在使用有严重不良反应的药品时应告知患者，并严格掌握适应证、剂量和疗程，避免滥用。

（4）医务人员发生用药错误时，立即停止错误用药，同时报告干眼中心负责人，必要时可越级上报。医务人员应了解所用药物剂量、给药途径，判断患者发生的损害为功能性还是病理性，以及损害严重程度，根据临床表现积极进行对因、对症以及使药物尽快清除的治疗。事故应尽快认真调查清楚，确定责任人，给予教育及相应的处罚等。

**4. 护理质控管理**

（1）根据国家法律法规，建立干眼中心护士准入制度。

（2）建立护士工作素质规范，护理人员工作态度须严谨、认真，处理问题要沉着、冷静、机敏。

（3）制订诊疗护理常规及技术操作规范,并进行考核评价。

（4）完善诊区各项规章制度,理顺工作流程。

（5）按要求及时准确地完成各种登记、报表,原始资料记录准确、完整。

（6）进行全面日常护理质量检查,发现问题及时进行纠正。每月向护理人员做有关护理工作总结并布置下月工作等,并做详细记录。

（7）组织有效的患者健康教育。

**5.医疗事故防范管理**

（1）医务人员在医疗活动中,必须严格遵守医疗卫生管理法律、行政法规、各项规章制度、诊疗护理常规、技术操作规范,恪守医疗服务行业的职业道德。干眼中心应定期对医务人员进行医疗法律法规、诊疗技术等的培训和考核,提高医务人员的法律意识和诊疗技术水平。

（2）在诊疗过程中,医务人员应将患者的病情、治疗措施及风险等如实告知患者,并耐心解答患者的疑虑。

（3）密切关注特殊患者的病情、心理变化,对视力盲及年老、年幼患者应加强防护措施。

（4）建立值班制度,负责监督干眼中心工作人员的工作。

（5）保持各种急救器械性能良好,急救药品齐全,剧、毒、麻、贵重药品加锁保管,班班交接,账物相符,除特殊情况外不准外借。

（6）严格执行医院感染管理和消毒隔离制度,预防医院感染。

（7）严格规范病历书写要求。

（8）建立不良事件报告制度,定期对不良事件进行分析,提出改进措施,并付诸实施和评价,不断提高医疗服务质量。

（9）医务人员在诊疗活动中发生医疗事故,或者发生可能引起医疗事故的医疗过失行为,或者发生医疗事故争议的,应立即向中心负责人报告,并立即采取有效措施,避免或减轻对患者身心健康的损害。中心负责人应立即进行调查核实,并将有关情况上报医疗机构负责人。

（10）发生医疗事故争议时,病历记录、疑难病历讨论记录、会诊意见等相关资料,应当在医患双方在场的情况下封存。

## 二、工作人员管理制度

### 1. 工作制度及流程管理

（1）认真落实各级工作人员的岗位责任制，严格执行各项规章制度、技术操作规程及差错事故登记报告制度，制订切实可行的防范措施，确保诊疗质量。

（2）做好交接班管理制度，特殊病患特殊交代，做好首诊负责制。

（3）针对疑难病例，做好疑难病例讨论制度及会诊制度。

（4）认真落实排班制度，交接班制度和信息安全管理制度。

（5）工作中的技术操作须根据规定，认真执行查对制度，不同级别的操作需由符合相应资质的人员操作，操作制订标准化流程并严格执行。

（6）各级工作人员加强自我保护的法律意识，掌握职业暴露防护知识，严格执行手卫生及消毒隔离制度，预防干眼中心内感染。

（7）做好安全防盗及消防工作，定期检查消防器材，保持备用状态。

（8）对干眼中心水、电、气加强管理，保证不漏水、漏电、漏气，如有损坏及时维修。

### 2. 工作服务管理

（1）工作态度：对待患者及同事友善、礼貌；工作中勤勉细心、诚实，认真负责；上下班准时、守时，不迟到早退；服从干眼中心的工作安排。

（2）服务态度：主动热情，患者至上，耐心周到，体贴入微。

（3）仪容仪表：保持个人卫生，形象得体，女职工裸妆或淡妆，男职工洁面净须；穿标准工作制服上岗，衣着得体，整洁大方；必要时佩戴帽子、口罩，进行治疗操作的人员不能戴手表、戒指、手链，不能擦亮甲油或戴甲片等，保持治疗前后手部卫生。

（4）言谈举止：提倡热情"五声"（迎接声、称呼声、关心声、致歉声、送别声）；杜绝粗俗冷淡"五声"（蔑视声、烦躁声、否定声、斗气声、争吵声）。举止文明，应用礼貌手势。禁止在患者面前打哈欠、伸懒腰、抽烟、剔牙、打饱嗝等，影响专业形象。禁止随地吐痰、乱扔果皮纸屑等不文明行为，并制止患者乱扔垃圾等行为，发现被乱扔的垃圾等应通知保洁人员或自行打扫干净。

（5）工作时间手机设置为振动或静音，为患者诊疗时尽量不接打或缩短接打电话时间。

## 三、诊疗区域管理制度

干眼中心的诊疗区域包括诊室、检查室、治疗室等。各个区域虽侧重不同，但存在相同或相似的管理内容,为避免赘述,特将区域内的整体管理制度阐述如下。各区域可根据不同布局及工作内容对照使用相应管理制度。

**1. 感染控制管理**

(1)各区域布局合理,划分不同功能区,相应人员需要衣帽整齐,操作前洗手、戴口罩。

(2)各区域配流动水、快速手消毒液、医疗垃圾桶及生活垃圾桶。

(3)无菌物品与非无菌物品必须分开放置;治疗车上的物品摆放有序,上层为清洁区,下层为污染区;使用无菌物品时,应严格执行无菌操作原则。各种无菌物品取出后不得再放回原处。各种医疗护理操作中产生的医疗废物需按医院《医疗废物管理制度》处理,不得随意丢弃。

(4)治疗操作所需物品应保持无菌,应做到一人一用一灭菌;一次性物品,做到一人一用一废弃。

(5)治疗操作后,应用流动水冲净器械上的血迹和污物,整理用物,放置在固定位置,由消毒供应中心统一回收处置;特殊感染伤口换药所用的器械应置于专用密闭盒贮存,交消毒供应中心按规范处置。检查结束后应对患者皮肤接触的设备部位进行清洁消毒。

(6)室内物表、地面每日用 500 mg/L 含氯消毒剂擦拭 2 次;空气用紫外线灯照射每日 1 次,每次 1 h。

(7)分类收集治疗室产生的废物,日产日清。

**2. 医疗设备安全管理**

(1)设备使用人员在使用设备前,须经正规培训后方可进行操作,培训内容应包括开关机流程、软件的使用及适用场景,对患者配合程度的要求等。

(2)设备的日常维护保养需由专人负责,定期检查设备运行状况,留取厂家工程师电话,发现问题及时反馈解决;设备的维保需根据设备的使用损耗及时购买,以保证诊疗工作的正常运行。

(3)每项设备需登记在档,上下班前检查设备开关机状态及其零部件安全,以免丢失。

**3. 消毒药械管理制度**

(1)感染科对拟购进的消毒、灭菌药械的企业资质进行审核,并负责对消毒、灭菌药械的购入、存储和使用进行监督、检查和指导。感染科对消毒、灭菌药械存在的问题提出改进措施,并检查改进措施的执行情况。

(2)干眼中心自行配制消毒液体时,应建立消毒剂配制登记本,登记配制浓度、配制日期、有效日期及配制人。

（3）使用人员应严格掌握消毒、灭菌药械的使用范围、方法、注意事项，发现问题，及时向医院感染科报告。

（4）认真执行消毒规范，严格执行器械洗消流程，按规定规格打包。

（5）医务人员使用无菌物品和器械时，应检查外包装的完整性及使用日期。无菌包打开后虽未使用，也应视为污染，需重新消毒后才能使用。治疗过程中，工作人员严格无菌操作，一次性医疗器械、器具不得重复使用。

4.一次性无菌医疗用品管理制度

（1）公立医院干眼中心所用一次性无菌医疗用品须由医院物资处统一集中采购、干眼中心不得自行购入。独立的干眼中心可根据自身需求谨慎采购。

（2）采购的一次性无菌医疗用品，必须从取得省级以上药品监督管理部门颁发的"医疗器械生产企业许可证""工业产品生产许可证""医疗器械产品注册证"和卫生行政部门颁发卫生许可批件的生产企业或取得"医疗器械经营企业许可证"的经营企业购进合格产品；国外进口的一次性无菌医疗用品应有国务院药品监督管理部门颁发的"医疗器械注册证"及各种中文标识。

（3）定期对仓库进行清扫消毒，定期对库存一次性无菌医疗用品进行整理，并对仓库货架进行分类编号，确保物品摆放整齐、安全；使用一次性无菌医疗用品应一个批次用完再放入下一批次，或将剩余少量未用完批次物品放在上层。

5.特殊管理

（1）接触性检查如角膜共聚焦显微镜等应尽量单独放置一个房间，以减少人员流动，保持相对清洁，避免交叉感染。

（2）与患者皮肤黏膜有接触的设备探头或镜头，应根据不同材质给予相应的清洁和消毒，做到一患一清洁一消毒。

（3）螨虫镜检等涉及微生物感染风险的检查，也应尽量单独设置检查室，载有睫毛的玻璃片使用后应放置在指定位置，消杀后按照利器医疗废品处理。

（4）自体血清的配制应在专业的具有配制资质的实验室进行，配制后严格保存管理，告知患者使用和储存方法。不得随意丢弃和转借。

## 四、病案管理制度

病案是医疗、教学和科研的基础资料，也是确定医疗行为的基本凭证，更是司法部门判决医疗纠纷的重要证据,因此,病案的质量也是衡量医疗水平和管理水平的重要标志之一。干眼中心领导应重视和支持病案管理的工作,根据《医疗机构管理条例》《病历书写基本规范》,结合机构实际情况,严抓病案书写质量。

**1. 各级人员职责**

(1)前台在接诊初诊患者时,指导患者完整正确填写基本信息。

(2)医师是病案的书写者、使用者,更是病案的直接责任者,应严格按照《病历书写基本规范》书写病历,并且要记录完整、字迹清晰、表述准确、语句通顺、标点正确,电子病例应无涂、改等,纸质病例应无涂、改、刮、粘等痕迹。护士也是病案形成的直接参加者,护理记录也是病案的重要组成部分之一,做好各项护理记录,是护士应尽的责任。

(3)中心主任是医院病案质量控制的关键及首要责任人,须指导及检查中心内医务人员病案书写的质量。

(4)工作人员每日下班前需将当日病历整理归档,在整理过程中认真核对患者信息,保护患者信息安全,发现有问题的病历应及时通知相关人员进行纠正。

**2. 基本管理规定**

(1)门诊病历由患者或患者家属负责保存,由于干眼患者的治疗大多需要定期多次按疗程治疗,干眼中心可为患者建立专科病历,并进行登记编号,以便复查时及时了解患者就诊及治疗情况。

(2)医疗机构及其医务人员应当严格保护患者隐私,禁止以非医疗、教学、研究目的泄露患者的病历资料。

(3)患者就诊时需要出示身份证,应为同一患者建立唯一的标识号码。

(4)医务人员应当按照《病历书写基本规范》的要求书写病历。

### 五、患者安全管理制度

综合性医院患者安全管理制度包括:患者身份识别制度,腕带标识管理制度,标本采集管理制度,患者术前确认制度,患者安全转运制度,患者交接管理制度,危重患者转运交接制度,危重患者护理规程,特殊、危重患者护理安全管理制度,常用医疗仪器设备安全使用制度,病床、轮椅和平车安全使用制度等。其中与干眼中心密切相关的制度有以下几种。

**1. 患者身份识别制度**

(1)为保证医疗安全,干眼中心就诊的每位患者须如实填写门诊病历和登记表上的身份信息。

（2）门诊护士及医生在对患者进行操作及治疗时要严格执行查对制度，核对患者姓名、年龄、性别、病历号、眼别等基本信息，防止发生差错事故。

2. **标本采集管理制度**　干眼中心可能涉及的标本采集项目有血液标本采集、泪液采集、结膜细胞采集以及睫毛采集等。

（1）相关医务人员应掌握各种标本的正确采集方法。

（2）采集标本严格遵照医嘱执行。

（3）严格执行查对制度，认真核对检查单内容，包括姓名、年龄、性别、病历号、眼别以及采集项目等，采集时再次核对患者身份、检验/检查项目、标本采集量以及标本容器是否与检查单内容吻合。

（4）根据采集项目正确选择标本容器，如空白试管、载玻片等；检查标本容器有无破损、裂痕；容器标签上注明患者身份信息。

（5）标本采集后及时查对送检，送检过程避免振荡。

（6）建立《标本送检登记本》，由接收部门人员签字确认。

3. **常用医疗仪器设备安全使用制度**

（1）医疗仪器设备的日常使用与维修保养参照本章"三、诊疗区域管理制度"部分。

（2）使用仪器前，应判明其技术状态是否良好，操作过程中应及时与患者沟通反馈，注意操作细节避免发生不必要的损伤；使用完毕，应将所有开关、手柄等放置在规定位置。

（3）仪器使用前严格做到清洁消毒工作，尤其接触性检查或治疗仪器，要严格做到"一患一消毒"，避免患者间不必要的交叉感染。

4. **轮椅和平车安全使用制度**

（1）医务人员应正确使用轮椅和平车，具体如下：①使用时应将患者安置在合适的体位。②运送患者时须有工作人员陪同。③轮椅不要前倾，以防患者摔倒，必要时用躯体固定带固定患者。④进电梯时，工作人员先行，以后退方式将轮椅拉入电梯。⑤平车运送患者时，须竖起护栏保护患者。

（2）轮椅和平车应存放在固定区域。

（3）轮椅应配备保护带和输液架，平车应配备护栏和输液架。

（4）轮椅和平车应由专人负责，维修部门确保每年至少一次的预防性维护，及时修理破损的轮椅和平车，并予以记录。

（5）对在使用中发生故障的轮椅和平车，及时向相关部门提出维修要求。

## 六、药房管理制度

综合性医院药房管理制度应包括：药房工作制度、药品采购供应管理制度、药品储存管理制度、抗菌药物临床使用管理制度、高危药品管理制度、急救药品管理制度、药品调剂制度、处方管理制度、药品质量事故处理与报告制度、药品不良反应和药品损害事件报告制度、退药管理制度等。其中与干眼中心密切相关的制度有以下几种。

1. 药房工作制度

（1）严格执行《中华人民共和国药品管理法》《医疗机构药事管理暂行规定》《处方管理办法》等相关的法律法规，加强药品质量管理，保证用药安全有效。

（2）制定干眼中心的药品供应目录，经分管领导审核。

（3）指定专人负责药品的采购、保管、分发、调剂、质量检测及临床用药管理和药学服务等有关药事管理工作。

（4）做好用药咨询，树立一切以患者为中心的理念。

（5）严格执行处方、发药查对制度，防止差错事故。

（6）严格遵守剧、毒、麻、贵重药品的管理规定。

（7）做好药品供应计划，保证临床用药需求，做好药品的保管及临近有效期药品的警示，不出现过期失效、霉变、虫蛀及变质药品。

（8）药品进、销、存须登记，账目日清月结，严格执行药品价格。

（9）维护工作环境，非工作人员禁止入内，工作期间不能擅离岗位，遵守岗位职责，严格执行操作流程。

2. 药品采购供应管理制度

（1）由专人负责全中心的药品采购工作，其他人不得自购、自制、自销药品。

（2）新药采购以现用的《医院基本药物处方集》为基础，参考《国家基本药物目录》，保证医院使用药品符合相关规定。

（3）采购药品要根据临床所需，结合中心基本用药目录及用药量制订采购计划。每月初按计划提交采购申请，经领导审批后进行采购。

（4）采购药品应坚持安全、有效、经济、适宜的原则，充分考虑药品的安全性，临床治疗效果，兼顾药品价格，满足不同人群的需求。

（5）采购药品应当以保证质量为前提，从具有合法资质药品生产、药品批发企业采购药品,严格审核供货单位、购进药品及销售人员的资质,建立供货单位档案。

3. 药品储存管理制度

(1)药房、药库地面光洁,墙面平整,门窗结构紧密,配备必要的防尘、防虫、防鼠设施;陈列和储存药品的货柜、货架等应保持清洁卫生。

(2)药品储存应实行色标管理、分开存放并标示,待验库、退库区为黄色,合格库区为绿色,不合格品库区为红色。

(3)药品陈列和储存区域应配备温湿度计,各区按规定控制好温湿度。

(4)按照药品的用途或剂型分类摆放,标签使用恰当,放置准确,字迹清晰;拆零药品存放于拆零专柜,并保留药品的原包装或标签。

(5)要按月对药品进行质量检查,正常情况下出库药品有效期应大于6个月,库管应定期检查药品效期,加强与各临床部门的沟通,避免药品因过期而浪费。发现过期失效、包装破损等质量问题的药品应及时移入不合格品区。

(6)对不合格药品要做好记录,记录其品名、规格、数量、生产企业、不合格原因等;每半年或一年销毁一次,销毁应破坏药品的包装,采取深埋或焚烧等方式,并做好记录,销毁人和监督人均应签字。

4. 抗菌药物临床使用管理制度　按照国家药品监督管理部门批准并公布的药品通用名称购进抗菌药物,优先选用《国家基本药物目录》《中国国家处方集》和《国家基本医疗保险、工伤保险和生育保险药品目录》收录的抗菌药物品种。制定干眼中心抗菌药物供应目录,并向核发其"医疗机构执业许可证"的卫生行政部门备案。医疗机构抗菌药物供应目录包括采购抗菌药物的品种、品规。未备案品种、品规的抗菌药物,医疗机构不得采购。

5. 药品调剂制度

(1)药品调剂人员必须经专业或岗位培训,并取得执业资格证书方可上岗;审方人员应由具有执业药师、主管药师或药师等技术职称的人员担任。

(2)审方人员收到处方后,认真审查处方上患者的姓名、年龄、性别、药品剂量及处方医生签名,如有药品名称书写不清、超剂量等情况,应向患者说明情况,经处方医生更正后方可配方,否则应拒绝调配。

(3)对处方所列药品不得擅自更改或代用。

(4)调配、拆零药品,应当根据临床需要设立独立调配、拆零场所或者专用操作台并定期清洁消毒,保持工作环境卫生整洁;使用的容器和工具应定期清洗、消毒,防止污染药品;拆零时不得裸手直接接触药品,应当做好详细记录;拆零药品放置于药袋内,在药袋上注明患者姓名、药品名称、规格、用法、用量及药品有效期。

(5)在完成处方调配后,必须按照有关规定妥善保存处方。

6. 处方管理制度

(1)根据《医疗机构处方管理办法》的规定,必须取得执业医师证书,经注册后并在医院从事临床工作的医生才具有药品处方资格。

(2)凡具有各类处方权的医生,均需建立处方权签字留样登记并保存,处方权医生的签字留样,必须正规书写,能正常辨认。

(3)凡因工作调动、退休、离职等原因离院者,均应注销其处方权。

7. 药品质量事故处理与报告制度

(1)因各种原因(违反进货程序购进药品、未严格执行质量验收制度、发出药品出现差错)发生事故后,要及时按程序报告,并及时采取必要的控制、补救措施,以免造成更大损失。

(2)在处理事故时,坚持"三不放过"原则,即事故原因不查清不放过,事故责任者和职工未受到教育不放过、未制定整改防范措施不放过。

(3)质量管理人员要组织相关人员认真分析事故原因,明确有关人员责任,提出整改措施。

8. 药品不良反应和药品损害事件报告制度　药品不良反应指合格药品在正常用法、用量情况下出现的与用药目的无关或意外的有害反应,主要包括药品已知和未知作用引起的毒性反应及过敏反应等。

干眼中心的药品不良反应信息应安排专人负责收集、分析、整理及上报。医生用药前须询问患者有无药品不良反应史,凡经本中心使用的药品,如有不良反应情况出现时,核实后立即汇报,填写《药品不良反应报告表》,并上报药品监督管理部门。发生药品不良反应隐瞒不报者,根据情节轻重,查实后从重处罚。

9. 退药管理制度　为保障患者用药安全,原则上药房发出的药品,除药品质量原因外,药品一经发出,概不退换。

因药品质量问题退药者,可到药房进行退药。因医师、药师、护士失误造成患者退药的,由责任人承担相应损失。

### 七、消毒供应室工作制度

（1）严格执行消毒供应中心"两规一标"管理规范，对可重复使用的诊疗器械、器具以及物品的回收、清洗、消毒、灭菌和供应实施全科室集中管理。

（2）严格执行消毒灭菌供应规章制度、操作规程、工作流程和质量标准，开展质量监测，保证消毒灭菌供应质量，符合追溯要求。

（3）严格执行外来器械消毒灭菌管理规范，物品转运符合规范要求。

（4）坚持下收下送服务，加强与临床科室沟通，满足临床需要。

（5）专人定期进行水、电、气安全检查，灭菌设备检查、保养，并予以记录。

（6）干眼中心应定期开展工作人员业务技能、院感相关知识培训，组织开展应急预案演练；中心质控小组有效开展质控工作。

### 八、干眼中心感染管理制度

1. **手卫生制度**　在感染传播途径中，医务人员的手卫生是造成感染的重要原因之一，而干眼中心有诸多的检查操作、治疗以及小手术，因此规范洗手及手消毒方法，加强手部卫生的监管力度，是控制感染的一项重要措施，也是对患者和医务人员双向保护的有效手段。

医务人员在下列情况下必须认真按照"六步洗手法"清洁洗手。

（1）直接接触每位患者前后，从同一患者身体的污染部位移动到清洁部位时。

（2）接触患者黏膜、破损皮肤或伤口前后，接触患者的血液、体液、分泌物、排泄物、伤口敷料等之后。

（3）穿脱隔离衣前后，摘手套后。

（4）进行无菌操作前后，接触清洁、无菌物品之前，处理污染物品之后。

（5）当医务人员的手有可见的污染物或者被病人的血液、体液污染后。

医务人员在下列情况时应先洗手，然后进行手消毒：①为患者实施侵入性操作之前；②诊察、护理、治疗免疫性功能低下的患者之前；③接触每一例传染病患者或感染者之后；④接触感染伤口和血液、体液之后；⑤接触致病微生物所污染的物品之后；⑥双手需保持较长时间的抗菌活性，如需戴手套前、脱手套之后。

2. **标准预防**　标准预防是针对所有患者的一种预防性措施，认定患者血液、体液、分泌物、排泄物（不包括汗液）和被这些物质污染的物品均具有潜在传染性，接触上述物质时,不论是否有明显的血迹污染或是否接触非完整的皮肤与黏膜,必须采取隔离防护措施;标准预防的基本特点是强调双向防护,既要防止疾病从患者传至医务人员,又要防止疾病从医务人员传至患者。标准预防的方法及措施具体如下。

(1)手卫生:当接触患者血液、体液、排泄物、分泌物和已知或未知污染的设备或物体表面前后时,医务人员应进行手卫生。详见本部分"手卫生制度"。

(2)正确使用个人防护品:使用个人防护品的目的是在微生物和穿着衣物之间提供物理屏障,阻挡微生物污染手、眼睛、衣服、头发和鞋等。个人防护包括手套、眼罩(护目镜)、面罩、防护服、鞋套、帽子(发罩)等。使用个人防护品可以降低但不能完全消除感染的风险,工作人员也必须意识到使用个人防护用品不能代替基本的感染控制措施如洗手。

(3)可重复使用的设备或物品的处理:患者用过的可重复使用的设备或物品被血液、体液、分泌物、排泄物污染时,应确保在下一个患者使用之前清洁干净并进行适当的消毒或灭菌,一次性使用的物品应丢弃。比如睑板腺囊肿、睑腺炎切除等小手术后,使用过的睑板夹、镊子、剪刀及刮匙等应放置在专门的回收盒内,而一次性的纱布、棉签等直接丢弃至指定医疗垃圾桶内。

(4)预防针刺伤或锐器伤:一次性使用的利器,应放在防刺、防渗漏的容器内按医疗废物管理规定处理;可重复使用的利器,应放在防刺的容器内,便于运输、处理以防止刺伤;严禁用后的针头回帽或弯曲毁形;工作人员发生锐器伤或其他职业暴露事件时,应及时报告感染管理科。

(5)环境控制:保证干眼中心有适当的日常清洁标准和卫生处理程序,在彻底清洁的基础上,适当的消毒床单、设备和环境的表面(床栏杆、床侧设备、洗脸池、门把手等物表处)等,并保证该程序的落实。

(6)医疗废物管理:依据《医疗卫生机构医疗废物管理办法》处理。详见本章"九、医疗废物管理制度"部分。

**3.职业防护**　职业防护是针对可能造成机体损伤的各种职业性有害因素,采取有效措施,以避免职业性损伤的发生,或将损伤降低到最低程度。

医务人员在执业过程中可能会遇到的职业损伤有很多,有生物性因素(患者或器械携带的细菌、病毒等)、化学性因素(多种消毒剂等)、物理性因素(锐器伤、负重伤等)以及心理社会因素(超负荷工作以及医患矛盾等)等。而针对这些因素,职业防护需遵守以下几项原则:①建立健全规章制度,规范各类操作行为,提高整体防护能力;②加强职业安全教育,强化职业防护意识;③强化和推进标准预防;④重视医务人员的个人保健,定期进行健康查体,免疫接种;⑤适当调整医务人员的工作强度和心理压力。

### 九、医疗废物管理制度

为了加强医疗废物的安全管理,防止疾病传播,保护环境,保障人体健康,根据中华人民共和国国务院令(第380号)《医疗废物管理条例》,结合干眼中心的实际情况,制定医疗废物管理制度如下。

(1)干眼中心主任为医疗废物管理第一责任人。

(2)医务人员负责垃圾的分类投放,中心清洁工人负责垃圾收集、包装密封,污物袋装满3/4时即需包装密封。

(3)干眼中心设医疗废物、生活垃圾收集容器,容器必须加盖、防渗漏、防锐器穿透,各种污物桶要有明显的警示标志;污物收集桶每周定期清洁消毒2次,有污染时随时规范处置。

(4)进行污物收集、处理的工作人员必须做好个人防护,工作时应穿工作服、戴橡胶手套、穿胶水鞋、戴口罩、戴帽子,必要时穿橡胶围裙等。

(5)使用后的一次性注射器(带针头)、刀片、载玻片、玻璃安瓿等直接投入锐器盒。

(6)不作回收的一次性卫生用品、医疗用品(包括手套、治疗巾、回弹眼压计的针头、荧光染色试纸条等)、医疗器械等投放于医疗废物收集容器。

(7)被患者血液、体液、排泄物污染的物品(如棉球、棉签、引流条、纱布及其他各种敷料)、废弃的被服等投放于医疗废物收集容器。

(8)传染病患者或者疑似传染病患者产生的生活垃圾,投放于医疗废物收集容器,按医疗废物处理。

(9)干眼中心的污物在送出前,需用大污物袋密封包装;医疗废物的每个包装上应系有中文标签,内容包括医疗废物产生的科室、产生日期、类别、责任人及需特别说明的问题,医疗废物必须加盖运送。

(10)包装物或容器的外表面被医疗废物污染时,应当对被污染处进行消毒处理或者增加一层包装。

(11)干眼中心必须设专人负责医疗废物的处理工作,污物交接要登记签名,资料保存3年。

# 第九章
# 干眼中心财务管理

财务管理是一种战略管理,它不是企业财务部门单一职能部门的财务管理,也不是各所属单位财务部门的财务管理。它是从企业整体角度对企业的财务战略进行定位,对企业的财务管理行为进行统一规范,做到高层的决策结果能被底层战略经营单位完全执行,以制度管理代替个人的行为管理,从而保证企业管理的连续性,以现代企业财务分层管理思想指导具体的管理实践。

企业的财务管理能力是关系到企业能否做大、做强和做好的关键因素之一,对于干眼中心而言也是这样。干眼中心财务管理能力的强弱一定程度上影响着干眼中心的定位和其未来的发展方向。财务能力强,则可能做成一个规模较大的高端干眼中心;财务能力弱,则可能只能做成一个小规模的、业务单一的干眼中心。因此干眼中心的创始人和经营者需要提升财务管理能力,需要有一个较高的财务战略定位。财务管理有诸多方面,本章我们就干眼中心预算管理和财务分析进行简单介绍。

## 一、投资预算

筹建一个干眼中心,首先要根据计划开设的规模、位置、采购的设备等基本要素做出一个合理的投资预算。投资预算必须对投资人负责,也是对机构的未来负责。投资预算包含的每一项内容都需要详细的规划和认真的测算,并且最好有一定的冗余量。投资预算主要包括以下内容。

### (一)场地租赁费用

场地的租赁费用及商业租房的物业费是一笔很大的投资,在场地选择上应适当考虑。在租赁场地时要适当考虑干眼中心的发展规划以确定租期,并通过合理谈判确定租赁价格及付款方式,达到最合理的租赁资金投入,避免囤积过多资金。另外在选择场地时,尽量选择本身装修简单,或者适合医疗机构营业的场地。

（二）装修预算

装修本身是一个比较复杂的问题，这一部分的预算很难给出一个确切的额度。具体要根据干眼中心选定的租赁场地及装修所要求的标准来做预算。

从功能上来讲，干眼中心的分布最基本的应该有：医疗区，包括前台、候诊区、诊室、检查区、治疗区、药学区等；科普宣教区；患者休息区；消毒供应区；医疗辅助区等。各区之间动线合理，分割清晰。各个区域的软装和硬装应有不同的要求，详见第四章。

场地装修方面，如果场地是一个简单的写字楼类的区域，或原来就是医疗类的诊所，那装修就相对简单。但是，如果租赁场地房间格局改动较大，原来的内部结构很可能与干眼中心的要求差距较大，整个布局就要重新规划，预算费用也会很高。

室内装修标准方面，以现在的私立医疗机构装修标准来看，如果要达到中高端的装修水平，在没有大拆大建的情况下，每平方米的普通装修加办公家具费用至少要按3 000～4 000元的价格进行预算。必要的特殊装修包括医用污水的处理，杀菌消毒固定设备的安装，甚至于负压设备的铺设，加压送风及机械通气设备的铺设等，应在符合国家规定标准的情况下制定预算。当然，若要进行干眼的手术治疗，比如眼睑缝合、唾液腺体移植术等，则需要考虑手术室的装修预算。这部分可参考医院手术室的建设支出，费用也会更高。

（三）设备采购费用

干眼中心的设备采购费用通常是投资预算中最大的一块。采购设备的层次和数量与干眼中心计划所要开展的业务范围密切相关。干眼中心的业务主要包括诊断和治疗，各干眼中心需根据自身定位有选择性地购买检查和治疗设备。因此，该部分的预算对不同的干眼中心而言差别较大。对于公立医院来说，有些设备是干眼中心本来就有的，可以不算在设备采购费用里，但对于初创阶段的干眼中心，这类关键设备的选择在预算一定的情况下需充分考量，针对自身定位及预算合理组合。

基础检查设备有裂隙灯显微镜，分普通的裂隙灯和数码裂隙灯。进阶检查设备有眼表综合分析仪、综合验光仪、角膜地形图分析仪、螨虫镜检设备、LIPIVIEW 脂质层分析仪、视觉质量分析仪、频域前节 OCT、角膜知觉测量仪等。

基础治疗设备有熏蒸仪、睑板腺按摩器械、睑缘清洁仪等中小型仪器；进阶治疗设备有 IPL 治疗仪、LIPIFLOW 热脉动治疗仪等。

干眼中心常用设备及耗材的市场估价见表9-1。

总结以往经验，在设备选购方面有以下建议。

（1）根据干眼中心的发展，逐步增添设备，以满足不同患者的需要。

（2）如果要在较大的城市筹建相对高端的干眼中心，则需考虑未来 5～8 年的市场竞争力，着眼于未来，尽量采购先进的、有核心竞争力的设备，但设备采购费用预算必然也要高。例如单次治疗费用在数千元以上的热脉动治疗，设备及耗材的投入较高，有较多高收入患者的干眼中心可酌情考虑配置。

（3）干眼中心需要的大型设备尽可能一次性采购完备，可由同一家设备生产或销售商打包供应，以得到最好的采购价格，但也要酌情考虑产品适用性问题，尽量避免选择"鸡肋"产品。

表 9-1　干眼中心常用设备及耗材的市场估价

| 设备及耗材名称 | 目前市场估价 * |
|---|---|
| 裂隙灯 | 5 000～200 000 元/台 |
| 数码裂隙灯 | 100 000～800 000 元/台 |
| 眼表综合分析仪 | 200 000～1 200 000 元/台 |
| 电脑验光仪 | 20 000～150 000 元/台 |
| LIPIVIEW 脂质层分析仪 | 800 000 元/台 |
| 角膜地形图 | 50 000～300 000 元/台 |
| 螨虫镜检设备 | 5 000～70 000 元/台 |
| 雾化熏蒸 | 3 000～20 000 元/台 |
| 睑缘清洁及按摩设备 | 100～1 000 元/个 |
| 强脉冲光 | 400 000～1 400 000 元/台 |
| LIPIFLOW 热脉动治疗仪 | 约 1 000 000 元/台 |
| 泪点栓塞 | 600～1 000 元/个 |

* 以上所列价位为目前市场大致估算价位，详情可咨询不同厂家。

泪液分泌试验试纸等一般检查耗材不会造成资金囤积，在此不再赘述。眼表综合分析仪是近年来大多干眼中心会配备的刚需设备，在此类设备的选择上，需综合考量设备价格、可操作性、报告分析的准确性、实用性、售后保障等方面后进行采购。IPL 作为干眼治疗设备应用越来越广泛，而且此项治疗创收良好，干眼中心也多会配置此类设备，采购前要悉心甄别，根据不同设备的性能及需求选择合适的 IPL 设备，建议多试用，多询问同行业人员的使用体验，以达到最适合的设备投入产出比。泪点塞/泪小管栓等单价较高,属于耗材类,可与供应商协商,采取需要时再购买的策略,不至于囤积资金。

## 二、运营预算

干眼中心想要快速运营起来,这部分的预算支出是需要提前考虑的,运营工作是贯穿整个干眼中心的建设和运行之中的。虽然大量的运营工作是在业务实际开展之后,但若要保证干眼中心在建立之后能够很好地快速开展工作,就应该在筹建之初进行部分的运营工作,例如市场运作等。运营资金的预算是运营工作开展的重要保障,通常要根据下列内容进行考虑和规划。

### (一)业务结构

干眼中心的规模、定位和发展目标不同,其业务范围和结构也会有一定的差异。因此干眼中心需要根据自身的业务结构情况,作出合理的运营预算。当然,后期的业务结构也会随着前期的运营结果做出一定的调整,所以在做预算时,需要结合新一年的市场研判、人员的调整、新技术的引进和业务开展以及目标任务的变化等,调整各项业务的收入预算占比,据此制订出各项目的预算方案以及各项业务开展所需的耗材成本的预算,调整营销的投入方向,测算各类营销方式的投入产出比等。值得提出的是,业务开展的各项收入需要细化,收费标准合理、合规后方能计算出总体收入,不同级别的干眼中心在同一项目上的收费也不尽相同,结合自身实际才能制订合理的业务预算。

需要特别指出的是,干眼作为新兴学科,各地对眼科开展项目的认识程度不同,许多眼科项目收费标准制定较实际开展项目有所延迟,导致很多干眼诊疗项目目前没有收费标准。因此,各级干眼中心可根据当地实际情况,有选择地开展项目,收费标准应在医院与当地物价管理等部门共同协商下制定,保障收费标准的合情、合理、合法。

### (二)制定各岗位人员编制

岗位人员的编制主要取决于干眼中心所要开展的业务范围和规模,也要兼顾中心未来发展的需要。这一部分的预算,要根据每年岗位人员的编制情况,测算出较为固定的人工成本,制定当年绩效提成政策及业绩占收入的比例控制范围。

人员编制经费预算的控制需注意以下几点。

(1)在业务开展初期,一般都会遇到预想的业务规模大于实际的业务规模情况,这就会导致人员冗余。如果短期内无法提升业务量的话,最好在建立之初谨慎设置人员的编制,控制人员编制的经费预算,在初期业务量不大时,可选择一人分饰多角色工作,这样可适当控制人力成本。

（2）随着干眼中心的实际运营,会出现随着市场的变化和新业务的开展等业务量明显增加的情况,此时,除了提高原有人员的单位产出比,即提高工作效率以外,还可能需要扩大人员的编制,招聘新的职工,因此就需要增加人员成本的预算。

（3）除了干眼中心的核心业务外,一些周边业务如导诊、保洁、宣传等可以外包给专业公司,以降低人力成本。

### （三）固定资产采购计划

随着干眼中心业务规模的发展和业务范围的变化,整体业务结构也会出现相应的变化,原有的固定资产也需要及时调整配置利用。所以干眼中心需每年制订固定资产的采购计划,做好成本预算,并且还要预计出固定资产折旧对总成本的影响。比如,根据业务情况的需要,可能需要采购新的仪器设备、补充不足或损坏的仪器设备等,这些设备采购产生的费用都属于运营预算的一部分。如果是私立机构的干眼中心,则可以快速适应市场的变化和实际的需要,对业务结构做出及时调整,从而决定引进、采购新设备。公立医院的设备采购则可能做不到快速转变,所以在固定资产采购之初要充分考虑到后续变化的可能性。

### （四）宣传运营成本预算

干眼中心的初创阶段,需要一定的广告宣传,扩大知名度,以此来获取客患数量,各种渠道的宣传、品牌打造以及就诊患者管理系统的建设等,都与干眼中心的良性运转息息相关。这类支出往往在无形之中,成效不一定会立竿见影,因而成本核算时应合理考虑,最好请相关专业人士列出计划后进行综合核算。

### （五）预测其他新增费用

当干眼中心的业务量增加到一定程度的时候,原有的条件(如房屋的面积、设备的数量以及人员编制等)将很快达到极限状态。此时就需要综合研判市场的发展,决定是否需要增加场地,并对由此带来的租赁、装修及改扩建费用,以及人员和设备的增加等所带来的成本费用进行预算。这一部分也是干眼中心运营所应考虑到的预算。

## 三、人工成本预算

对于一个干眼中心的运营来说,日常人工成本是非常重要的,需要认真做好预算。做好人工成本的预算工作,需要对人工成本占收入比重指标进行控制,并做好岗位人员的定编工作;根据当年的预算收入,预测出当年工资的涨幅比例,制定出完善的绩效奖金政策;根据不同的岗位制定出不同的绩效鼓励政策,需要遵循的基本原则是对一、二线岗位及重点工作人员按一定比例给予政策倾斜。

**1. 工资总额的控制** 财务人员需要对中心的总体工资总额占全年总收入比重进行控制,同时还要按月份进行对比分析,随时进行调整,年终时要分析全年的执行情况。在进行人工成本预算和定薪预算时,要做到数据客观公允、绩效考核政策相对公平。

**2. 其他人工成本的核算** 公立医院的干眼中心,多为医院在编人员,其他人工成本如五险一金等可由医院人事部门统缴,但作为私立机构的干眼中心则要将这部分支出考虑在内,否则可能会影响职工工作积极性及干眼中心的业务开展。

在进行人工成本核算时,要确定人工成本总量、人工成本含量、劳动分配率等,充分调动人员积极性,维护干眼中心队伍的稳定;在提升职工生活水平的同时还需兼顾干眼中心的经济效益,考虑人工成本增长是否超出干眼中心承受范围,进而影响中心的发展。

### 四、经营税费预算

干眼中心要按照行政审批的经营范围和税务部门所核定的不同服务、不同产品的税率,利用财务操作系统设置区分应税项目、免税项目及税率,然后按照相关规定分别计算清楚,按时缴纳各项税费及各项基金等,合法纳税。目前相关的税种主要包括以下几种。

增值税是以商品和劳务在流转过程中产生的增值额作为征税对象而征收的一种流转税。按照我国增值税法的规定,增值税是对在我国境内销售货物或者加工、修理修配劳务,销售服务、无形资产、不动产以及进口货物的单位和个人,就其销售货物、劳务、服务、无形资产、不动产的增值额和货物进口金额为计税依据而课征的一种流转税。增值税有税收中性、普遍征收、税收负担由最终消费者承担、实行税款抵扣制度、实行比例税率、实行价外税制度等特点。税法将增值税纳税人按照会计核算水平和经营规模分为一般纳税人和小规模纳税人,分别采取不同的登记管理办法。小规模纳税人的具体认定标准为年应征增值税销售额 500 万元及以下。干眼中心可根据自身的经营规模和会计核算水平进行登记管理,目前国家对小规模纳税人有增值税政策扶持,可积极了解相关政策。

企业所得税是对我国境内的企业和其他取得收入的组织的生产经营所得和其他所得征收的一种税。企业所得税实行比例税率,现行规定基本税率为 25%,低税率为 20%。企业所得税应纳税所得额是企业所得税的计税依据,应纳税所得额为企业每一个纳税年度的收入总额,减除不征税收入、免税收入、各项扣除以及允许弥补的以前年度亏损后的余额。企业所得税采用预缴制,每年 5 月 30 日前进行上年度企业所得税汇算清缴。干眼中心也应积极了解企业所得税税收优惠政策,合理进行税收筹划。

个人所得税主要是以自然人取得的各类应税所得为征税对象而征收的一种所得税。个人所得税的纳税义务人包括中国公民、个体工商业户、个人独资企业、合伙企业投资者、在中国有所得的外籍人员和香港、澳门、台湾同胞。个人所得税的纳税人不仅包括个人还包括具有自然人性质的企业。因此干眼中心在创建时要提前筹划其企业性质,其经营所得是要缴纳企业所得税还是由经营者缴纳个人所得税要区分清楚。

税费的预算需由财务专业从业人员根据干眼中心的经营业务分别进行核算,在此不再赘述。

## 五、保本点和保利预测

### (一)保本点

保本点,又称盈亏临界点,是指企业达到保本状态的业务量或金额,即企业一定时期的总收入等于总成本、利润为零时的业务量或金额。保本分析的主要作用在于使企业管理者在经营活动之前,对该项经营活动的盈亏临界情况做到心中有数。企业经营者总是希望企业的保本点越低越好,保本点越低,企业的经营风险就越小。因此我们需要进行干眼中心的保本点预测。

医院的收入可以分为两个部分:一部分是每年由上级固定补助的拨款收入;另一部分是医院自己的业务收入。医院的成本也可以分为两部分:一部分是和医院的业务收入变化不发生直接联系的成本,如工资、职工福利费用等,称为"固定成本";另一部分是随着业务收入的变化而直接发生变化的支出,如中西药品、医疗器械的消耗、水电费等,称为"变动成本"。因此,医院的收入和成本,均存在一个固定不变部分和一个变动部分。医院的收支平衡,取决于两个变动部分的增减变化。其平衡公式为:

$$A + B = C + D$$

式中:$A$—固定成本;$B$—变动成本;$C$—上级拨款收入;$D$—业务收入。

在多种收入情况下进行保本分析,按照加权平均法进行阐述。加权平均法是指在各种产品边际贡献的基础上,以各种产品的预计销售收入占总收入的比重为权数,确定企业加权平均的边际贡献率,进而分析多品种条件下保本点销售额的一种方法。计算公式为:

加权平均边际贡献率=Σ(某种产品销售额−某种产品变动成本)÷Σ各种产品销售额×100%

综合保本点销售额＝固定成本总额÷加权平均边际贡献率

各产品保本点销售额＝综合保本点销售额×某种产品销售额÷总销售额

保本点的预测需要关注下列几项内容。

（1）将整体收入按业务类别分明细、列小项，每个明细小项按其总收入比例设置。干眼中心的收入目前大概可以分为以下几类：挂号收入、诊察收入、检查收入、化验收入、治疗收入、手术收入、卫生材料收入、药品收入等。

（2）将成本按财务管理的要求，划分为固定成本和变动成本。固定成本的发生有两种情况：①为提供和维持机构生产经营所需设施而发生的成本，如固定资产折旧费、财产保险、管理人员工资、照明等费用，其金额取决于设施和机构的规模和质量，是不能通过当前的管理决策行动加以改变的固定成本，称之为约束性固定成本，是给企业带来一定时期的持续生产经营能力。②为完成特定活动而发生的固定成本，如科研开发费用、广告费用、职工培训费用等，是可以通过管理决策行动而发生改变数额的固定成本，称为酌量性固定成本，关系到企业的竞争能力。同样变动成本的发生也可以分为两种情况：①由技术或设计关系所决定的变动成本，称为约束性变动成本，这类成本是利用生产经营能力所必须发生的成本。②可以通过管理决策行动改变的变动成本，称为酌量性变动成本。成本管理的能力关系到企业的发展状况，干眼中心也应按成本的性态进行有效管理，合理划分出固定成本和变动成本。干眼中心的固定成本包括房租、物业、水电费、固定资产折旧费、人员固定薪酬及培训费用、科研开发费用、营销费用等；变动成本包括各明细项目的直接材料费用，各明细项目直接成本按其占总直接材料成本的比例设置。

### （二）保利预测

保利分析是在单价和成本水平一定的情况下，为确保预先制定的目标利润可以实现，而必须达到的销售量或销售额。

税后目标利润＝（单价×销量－单位变动成本×销量－固定成本）×（1－企业所得税税率）

因此，保利量＝［固定成本＋税后目标利润÷（1－企业所得税）］÷（单价－单位变动成本），保利额＝保利量×单价。

## 六、财务分析

财务分析是根据企业财务报表等信息资料，采用专门方法系统分析和评价企业财务状况、经营成果以及未来发展趋势的过程。财务分析可以判断企业的财务实力；评价和考核企业的经营业绩，揭示财务活动存在的问题；挖掘企业潜力，寻求提高企业经营管理水平和经营效益的途径;也可以评价企业的发展趋势。

干眼中心目前属于医疗新兴市场,是医疗发展的蓝海领域,管理层需要了解财务分析。

财务分析方法一般包括比较分析法、比率分析法和因素分析法。其中比较分析法根据比较对象的不同,又分为趋势分析法、横向比较法和预算差异分析法。常用的财务报表分析包括偿债能力分析、营运能力分析、盈利能力分析、发展能力分析和现金流量分析。我们列举以下常用的分析做简单介绍。

(1)营业收入增值率:该指标反映的是相对化营业收入增长情况,是衡量企业经营状况和市场占有能力、预测企业经营业务拓展趋势的重要指标。

$$营业收入增值率=(本期营业收入-上期营业收入)\div 本期营业收入\times 100\%$$

(2)成本、费用项目比重分析:指的是全年成本、费用占收入比的分析,此外还要进行与预算相同指标的对比分析,以及与上年同期的对比,并分析变化的因素。

(3)营业毛利率:是营业毛利与营业收入之比,营业毛利率越高,产品的盈利能力越强。

$$营业毛利率=(营业收入-营业成本)\div 营业收入\times 100\%$$

(4)营业净利率:反映企业产品最终的盈利能力。

$$营业净利率=净利润\div 营业收入\times 100\%$$

# 第十章
# 干眼中心规范化诊疗与管理

## 一、症状评估与危险因素分析

干眼是一种受主观症状影响较大、多种因素导致的慢性眼表疾病。通过问诊、问卷调查及危险因素分析,医生可对患者的严重程度和相关危险因素有一个详细的了解,为下一步的诊断性检查提供思路。

1.**干眼问卷量表** 问卷量表评分可对干眼症状进行量化,帮助医生初步评估患者干眼程度。患者可以在候诊时完成干眼问卷量表的填写,推荐填写的问卷量表有:中国干眼问卷量表、OSDI 量表。

2.**病史采集** 首先询问患者的主要眼部不适症状和发病时间,干眼常见症状包括眼部干涩感、异物感、烧灼感、眼痒、疼痛、眼红、视疲劳、视物模糊、视力波动等,亦可能存在畏光、眨眼频繁、迎风流泪等,根据主诉初步判断患者病情。

病史询问应全面,询问症状最早出现的时间、持续时间、发作的频率、加重或缓解因素等;伴随症状;与此次疾病相关的诊治经过等;对于症状严重或发病时间长的患者,询问是否有口干、关节痛等其他全身相关症状。

3.**危险因素分析** 进一步询问了解患者有无干眼相关危险因素,可从三个方面(既往史、个人史、家族史)、七个维度(生活习惯和工作方式相关因素、环境因素、全身疾病因素、眼部疾病因素、眼手术相关因素、药物相关因素和其他因素)去分析。

## 二、干眼检查

除症状评估和危险因素分析外,裂隙灯检查和泪膜稳定性评估是干眼诊断的主要检查内容。

1.**裂隙灯检查** 裂隙灯检查可为进一步的干眼相关检查提供指导意见,首先使用裂隙灯观察眼部情况,推荐干眼检查顺序如下:眼睑→睫毛→睑缘→泪河→泪点→角膜→

角膜缘→结膜→前房→虹膜→瞳孔→晶状体→眼底。

在裂隙灯检查排除其他眼部疾病的基础上,发现疑似干眼的患者,应进一步完善干眼相关检查。

2. 干眼相关检查

(1)泪膜稳定性评估是干眼检查的主要内容。泪膜破裂时间有两种检测方法,包括荧光素染色泪膜破裂时间和非接触式泪膜破裂时间。此外,亦可行角膜地形图检查评估泪膜稳定性。

(2)若观察到泪河窄,考虑为水液缺乏型干眼,可行泪液分泌试验,对于不能配合的患者可行泪河高度或泪河试纸检查;若患者溢泪,需进一步进行泪道冲洗,检查泪道是否通畅。

(3)若观察到睫毛根部有结痂、油脂状分泌物,睫毛易脱落,考虑蠕形螨感染,可行螨虫镜检。

(4)若观察到睑缘充血、鳞屑、结痂、溃疡、形态不规则、新生血管等,加压后睑酯排出困难,考虑睑板腺功能障碍、睑缘炎等,可行泪膜脂质层分析、睑板腺分泌功能评估、睑板腺摄像、睑缘照相、睑缘微生物检查等。

(5)若观察到有泪点塞植入,在后续检查和治疗中应注意。

(6)若观察到角结膜病变,必要时行眼表活体染色检查。

(7)泪液渗透压、印迹细胞学检查和泪液蕨样变等实验室检查亦可辅助诊断干眼及相关疾病,根据病情需要酌情选择。

(8)若患者视物模糊或视力下降,可先行验光,必要时行视觉质量、角膜地形图检查。

(9)若考虑伴有角膜神经损伤时,可行角膜知觉或活体共聚焦显微镜检查。

(10)若考虑干眼由全身疾病引起,如精神心理疾病、免疫性疾病、内分泌系统疾病等,医师需与其他专科联合诊断。

3. 干眼检查流程 干眼的检查方法种类较多,对干眼进行临床评估时,检查应遵循由非接触到接触、由无创到有创、由局部到全身的原则。侵入性检查之间建议间隔10 min 以上,减少检查结果的相互影响。

推荐干眼检查流程见图10-1,参考《中国干眼专家共识:检查和诊断(2020 年)》。

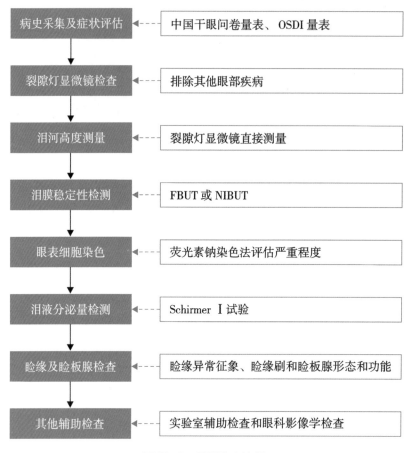

图 10-1　干眼检查流程

### 三、干眼诊断、鉴别诊断、分型与分度

1.干眼诊断　通过症状评估及危险因素分析、诊断性检查结果分析,可对患者做出初步诊断,干眼诊断需同时满足症状和体征。

若有干眼症状却无体征的主观表现或者无症状有体征的眼表改变,这两种情况均不能满足干眼的诊断,为了方便临床诊治,将上述两种临床表型归为干眼临床前期。

若同时具有干眼的症状和体征,参考《中国干眼专家共识:检查和诊断(2020 年)》的干眼诊断标准可进行诊断。

2.鉴别诊断　许多眼部疾病的症状和体征与干眼相似,干眼也常与其他疾病相伴发,因此在明确干眼的诊断前,重要的是通过鉴别诊断排除其他疑似干眼的疾病。详细的问诊和全面的体征检查有助于干眼的鉴别诊断。

需要与干眼鉴别的常见眼部疾病种类包括：眼表过敏、视疲劳、结膜炎、球结膜松弛等。

3. **干眼分型与分度**　干眼确诊后，可进一步对干眼进行分型和病因学分类，为方便临床诊治，建议分为：蒸发过强型干眼、水液缺乏型干眼和混合型干眼。干眼严重程度可分为轻度、中度和重度，具体标准见表10-1。

表 10-1　干眼严重程度分度

| 分度 | 问卷 | 症状 | 体征 |
|---|---|---|---|
| 轻度 | OSDI 13~22 | 症状间断出现或在特定环境下持续存在 | 泪膜破裂时间6~10 s；Schirmer Ⅰ试验6~10 mm/5 min；结膜无或轻度充血，睑裂区结膜部分点状染色；角膜荧光素染色点<5或不超过1个象限；睑缘正常或轻度充血，可有脂帽形成，睑板腺腺体缺失<1/3 |
| 中度 | OSDI 23~32 | 症状频繁出现或无特定环境下持续存在 | 泪膜破裂时间2~5 s；Schirmer Ⅰ试验3~5 mm/5 min；结膜中度充血，睑裂区结膜弥漫点片状染色；角膜荧光素染色点<30或不超过3个象限；睑缘钝圆、增厚，睑板腺开口堵塞、隆起，睑板腺腺体缺失为1/3~2/3 |
| 重度 | OSDI 33~100 | 症状严重且持续存在，影响生活质量 | 泪膜破裂时间<2 s或无完整泪膜；Schirmer Ⅰ试验≤2 mm/5 min；结膜重度充血，睑裂区结膜大片染色；角膜荧光素染色弥漫融合成片，波及3个象限或中央光学区；睑缘肥厚、新生血管明显，睑板腺开口有脂栓形成或开口纤维化、闭锁或消失，睑板腺腺体缺失>2/3 |

## 四、干眼防治

干眼防治目标是缓解症状，保护视功能，尽可能去除病因；防治原则应根据干眼的类型和程度给予长期和个体化治疗，以求最佳的治疗效果和最轻的不良反应；防治方案的选择应遵循从简单到复杂，从无创到有创的原则。

干眼防治的具体方法有：干眼危险因素预防（病因预防）、药物治疗、物理治疗和手术治疗。根据干眼严重程度把干眼防治分为四个阶段。

第一阶段，干眼临床前期患者重在危险因素预防。

第二阶段，轻度干眼患者在预防危险因素的基础上，可选择热敷等居家管理措施，缓解干眼症状,必要时行药物治疗。

第三阶段,中度干眼患者建议医院就诊,行药物联合物理治疗。

第四阶段,重度干眼患者可考虑将危险因素预防、药物治疗和物理治疗等方法联合应用,必要时可行手术治疗。

### (一)危险因素预防

预防已知危险因素对任何疾病防治都十分关键,干眼是多种因素导致的眼表疾病,在制订治疗方案之前,必须要对干眼危险因素进行深入的了解,以便为个性化治疗提供更多的信息,消除或改善这些危险因素可预防干眼的发生或控制干眼进展。

1. 可避免的危险因素预防　减少视频显示终端的使用时间、增加有效瞬目次数、增加户外活动时间、改善睡眠、戒烟、戒酒、规范佩戴角膜接触镜、合理使用眼部化妆品、正确对待眼部医美、改善生活或工作环境等。

2. 可干预的危险因素预防　全身疾病因素预防(如干燥综合征、糖尿病等的控制)、眼部疾病因素预防(如 MGD、睑缘炎、变应性结膜炎等疾病的防治)、眼部手术相关因素预防(如白内障、屈光等手术的围手术期管理)、药物相关因素预防(调整基础疾病用药,做出最佳的药物选择)。

3. 不可干预的危险因素预防　年龄、性别及种族是干眼不可干预的危险因素,需要尽可能地早筛查、早诊断,避免干眼的发生。

### (二)药物治疗

目前治疗干眼的药物主要有补充泪液类、抗炎类、修复眼表类和抗菌类药物等。临床医生可在明确病因的基础上,根据患者的干眼类型和严重程度,结合患者自身情况选择一种或多种药物进行使用。

1. 补充泪液类药物

(1)人工泪液:作为干眼的基础用药,根据干眼的类型及程度选择不同成分和功能的人工泪液。轻度干眼,选择黏稠度低的人工泪液,如 0.1% 玻璃酸钠滴眼液;中重度干眼,选择黏稠度高的人工泪液,如 0.3% 玻璃酸钠滴眼液。根据患者舒适度和依从性选择合适药物。

(2)促进泪液分泌型滴眼液:目前促进泪液分泌的主要药物是促进黏蛋白分泌的P2Y2 受体激动剂,如地夸磷索钠,国外还有瑞巴派特、半乳糖凝集素 3 等促黏蛋白分泌剂,主要适用于黏蛋白异常及混合型干眼。

2. 抗炎类药物　各类抗炎药作用机制及药物效能不同,必要时联合用药,尽量减少不良反应发生。

（1）非甾体抗炎药：适用于轻中度干眼抗感染治疗或者中重度干眼的抗炎维持治疗，或糖皮质激素的高危患者。

（2）糖皮质激素：适用于眼表炎症反应重的中重度干眼，起效快，使用原则为低浓度、短疗程、缓慢停药，并需要注意并发症的发生。

（3）免疫抑制剂：适用于伴有眼部炎症的中重度干眼，尤其是免疫相关性干眼，他克莫司滴眼液用于重度患者的冲击治疗，0.05%环孢素滴眼液可用于维持治疗。

（4）其他：部分抗菌药，如四环素、阿奇霉素及夫西地酸等药物，兼有抗炎作用，MGD等睑缘异常患者可优先选择此类药物。

**3. 修复眼表类药物**

（1）促眼表修复的滴眼液：可促进眼表上皮增生，改善眼表微环境，主要适用于中重度干眼合并角膜上皮损伤者。

（2）眼用血液制品：可促进眼表上皮修复，改善眼表微环境，适用于中重度干眼合并眼表上皮损伤及角膜神经痛者。

**4. 抗菌类药物**

（1）局部用抗菌药：甲硝唑，主要用于与蠕形螨或厌氧菌感染相关的睑缘炎；红霉素、金霉素眼膏，主要用于睑缘炎和伴有炎性反应的 MGD。

（2）全身用抗菌药：四环素类药物，适用于脂质异常型干眼，可口服米诺环素、多西环素，剂量尚无最优方案。大环内酯类药物，适用于重度或难治性脂质异常型干眼。

**5. 其他**　氧化应激参与干眼的病理机制，一种以线粒体中的氧化应激为作用靶点的抗氧化物 Visomitin 滴眼液已在国外上市；研究发现天然抗氧化剂虾青素可以缓解干眼症状；Omega-3 脂肪酸可改变睑板腺分泌的脂肪酸组成成分，改善睑板腺开口阻塞；雄激素可作用于睑板腺，促进睑酯生成，可改善合并有 MGD 的围绝经期女性干眼症状。

**（三）物理治疗**

**1. 睑缘清洁**　睑缘清洁可减少脂质等有害物质堆积及清除螨虫等相关病原体，清洁产品可选择婴儿沐浴露或含有次氯酸、茶树油及其衍生物 4-松油醇、秋葵等成分的专用湿巾/棉片/清洁液，严重者可采用专业清洁设备进行深度清洁，清洁后可短期局部应用相应抗生素或含有激素的眼膏，减少细菌、蠕形螨繁殖及炎性反应。

**2. 热敷**　局部加热可使黏稠度高的睑酯重新具有流动性，利于排出以改善或恢复睑板腺腺体功能。热敷方式包括热毛巾、一次性热敷眼罩、加热雾化装置、红外线加热装置等,温度维持在 40 ~ 45 ℃,保持 10 ~ 15 min。

**3.雾化熏蒸** 超声雾化熏蒸治疗能增加药物与角膜的接触面积,使药物直接渗透至眼表,且药物在结膜囊内停留较长时间,以增强药效,同时还使眼部保持湿润状态,较快改善患者眼部不适症状,提高生活质量。有条件的干眼中心可采用特殊中药成分进行熏蒸。

**4.睑板腺按摩** 睑板腺按摩通过机械挤压睑板腺,疏通睑板腺开口,手指按摩法经济、方便,挤压力度有限,适用于轻度睑板腺阻塞患者居家治疗(须在医生指导下进行)。在干眼中心可选择玻璃棒、睑板腺镊、睑板垫板等进行专业按摩,力度较手指按摩大,适用于中重度睑板腺阻塞患者。

**5.冷敷** 通过用比人体温度低的物理因子(如冰块等)刺激皮肤或黏膜引起机体发生一系列功能改变(如收缩局部血管、减慢血液循环、降低血管通透性等),从而达到止血、止痛、消炎和退热的目的。

**6.IPL 治疗** 通过减轻睑缘炎症、热效应、杀菌除螨以及光调节等作用缓解 MGD 及相关干眼症状和体征。

**7.热脉动治疗** 热脉动治疗可直接对上、下眼睑的睑结膜面加热,同时从皮肤面对睑板腺脉冲式按摩,适用于脂质异常型干眼,价格较昂贵,须谨慎选择适应证。

**8.湿房镜** 湿房镜可提供密闭空间,减少眼表暴露和空气流动所致的泪液蒸发,达到保存泪液、改善泪膜的目的,适用于各种类型、常规治疗效果不佳的患者。

**9.泪道栓塞治疗** 通过暂时性或永久性封闭泪小点或泪小管,部分或者全部封闭泪液排出管道,使泪液在眼表停留更长时间,主要用于人工泪液难以缓解症状的中重度水液缺乏型干眼,尽量选用暂时性泪道栓或便于取出的永久性泪道栓。进行泪道栓塞前进行泪道冲洗。

**10.治疗性接触镜** 高透氧的治疗性软性角膜接触镜(绷带镜)和硬性透气性巩膜镜适用于干眼伴有角膜上皮损伤或非感染性睑缘病变患者,可以使用人工泪液保持接触镜的湿润状态,但长期配戴存在感染风险。

**(四)手术治疗**

对于泪液分泌明显减少,常规治疗方法治疗效果不佳且有可能导致视力严重受损的严重干眼患者,可考虑手术治疗。手术方式主要包括睑板腺腺管探通术、睑缘缝合术、结膜松弛矫正术、羊膜移植术、颌下腺移植术、唇腺移植术、角膜缘干细胞移植术等。

## 五、干眼慢病管理

干眼是一种慢性疾病,慢病管理需贯穿于干眼防治的全过程,在干眼各个环节做好管理工作。依据慢病管理的定义,参考其他慢病的管理模式,结合干眼防治的临床特点,干眼慢病管理模式主要包含九项任务:诊断检出、危险程度评估、分级管理、危险因素预防、医疗措施、常规随访、异常报警、依从度管理、健康教育。干眼慢病管理流程详见图 10-2。

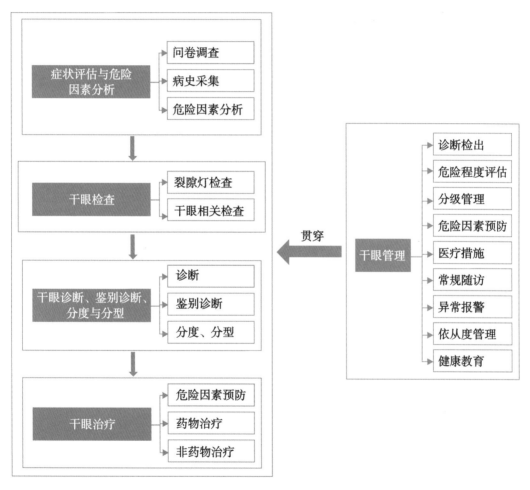

图 10-2　干眼慢病管理流程

1.**诊断检出**　根据主诉、问诊、危险因素分析和干眼相关检查,依据干眼诊断标准,做出诊断和鉴别诊断。

2.**危险程度评估**　为了便于干眼的防治,将干眼分成蒸发过强型干眼、水液缺乏型干眼以及混合型干眼,将干眼严重程度分为轻度、中度和重度,从而制订个性化的管理计划,构建个人健康档案。

3. **分级管理** 根据干眼严重程度把干眼的防治分为四个阶段:第一阶段干眼临床前期;第二阶段轻度干眼;第三阶段中度干眼;第四阶段重度干眼。在不同的阶段需给予相应的防治措施。

4. **危险因素预防** 根据危险因素(可避免危险因素、可干预危险因素和不可干预危险因素)的不同种类实施不同的预防措施,干眼临床前期患者重在危险因素的预防。

5. **医疗措施** 主要有药物治疗、物理治疗和手术治疗,根据干眼的严重程度分阶段实施各种治疗和管理方案,不同的防治阶段可选择一种或多种方法联合治疗。危险因素预防和医疗措施共同组成治疗方案的核心内容。

6. **常规随访** 随访内容包括疾病的复查、治疗方式的调整、药物的开具等,在管理计划中,患者可记录使用滴眼液的种类、数量、频次,并记录物理治疗的方式、频次,根据病情在医生的指导下进行治疗和随访。

7. **异常报警** 若患者眼部不适情况再次出现或病情加重,需及时反馈并就诊,医生根据不同的情况,需要采取的干预措施可分为密切观察或立即处理。

8. **依从度管理** 在干眼的慢病管理中,需针对自我管理依从性低的干眼患者进行提醒与教育。

9. **健康教育** 利用各种渠道宣传普及干眼知识。①公众号、短视频等,提高患者对干眼及其危险因素的认识,强调改变生活方式和坚持治疗的重要性和必要性;②告知患者需重视自己的眼部健康状况,调动患者的积极性,减轻心理压力,疏导不良情绪;③培养和建立干眼患者的治疗信心,指导患者提高自我管理意识,并掌握自我管理的能力。

# 第十一章
## 干眼中心运营

当前,多数医院面临着收支规模不断扩大,医教研防等业务活动、预算资金资产成本管理等经济活动、人财物技术等资源配置活动愈加复杂的问题,经济运行压力逐渐加大,亟须加快补齐内部运营管理短板和弱项,向精细化管理要效益。为落实《国务院办公厅关于建立现代医院管理制度的指导意见》(国办发〔2017〕67号)有关要求,推动公立医院高质量发展,推进管理模式和运行方式加快转变,进一步提高医院运营管理科学化、规范化、精细化、信息化水平,国家卫生健康委于2020年制定了《关于加强公立医院运营管理的指导意见》。本章结合该指导意见,从干眼中心实践应用的视角出发来介绍干眼中心的运营管理。

干眼中心在成立后,将面临进一步优化服务、最大化利用资源、监控实时运行状况、及时调配医疗服务资源等各种问题,因此高效的运营管理流程至关重要。完善并优化运营管理流程,对内可以提升干眼中心运营管理水平、提高医疗服务质量,对外还可以提升患者就医体验感、塑造干眼中心品牌形象。干眼中心的全面运营除了需要加强内部管理水平外,还需要同时兼顾到宣传平台、干眼患者、品牌形象等各方面的管理。

## 第一节　内部运营

干眼中心内部运营管理的本质在于通过运用内部控制管理的制度化、流程化、岗位化、职责化、表单化、信息化与数据化的方法论,实现合法合规、风险可控、高质高效、可持续发展地智能化流程管理。内部运营管理涵盖了运营管理中的财务管理、资产管理、医疗业务管理、科研项目和临床试验项目管理、教学管理、信息系统管理等,本章将从建立运营管理系统、加强信息化建设、制定战略管理策略、完善各专项运营及团队管理五个方面来介绍干眼中心的内部运营管理。

## 一、运营管理系统

在新医改背景下,智慧运营、数字化管理是干眼中心提高患者就医体验感、提高医疗服务能力和走向现代化管理的必要手段。整合干眼中心信息资源以及实际运营情况,制定出一套符合干眼中心自身需求的医院资源管理平台,可最大限度发挥出干眼中心原有职能,提升干眼中心的核心竞争力,使干眼中心的管理模式更加科学化、规范化、精细化以及高效化。

建立干眼中心运营管理系统应加强业务管理与经济管理相互融合,主要围绕人力、财务、物资、基础运行、综合决策等五大领域,医疗、医保、药品、教学、科研、预防等六大事项,全面建设运营管理系统,重点建设人力资源管理系统、财务系统、绩效考核系统、管理系统以及基础平台、数据接口和运营数据中心等,实现全流程管理,促进实物流、资金流、业务流、信息流四流合一;加强信息系统间的有效对接,确保各类数据信息的规范性、完整性和有效性,以支撑运营数据的统计、分析、评价、监控等;加强运营管理信息安全,完善信息保护技术措施和制度。促进互联互通,实现业务系统与运营系统融合。

干眼中心运营管理系统可实现业务系统与管理系统互联互通,提升数据的透明度和关联性,从各业务信息系统中抽取用于支持运营管理决策的相关数据,经过清洗转换形成运营数据仓库,为运营数据分析展示和运营决策模型构建提供依据。

## 二、信息化建设

强化信息化支撑作用,推动新一代信息技术与医疗服务深度融合,已成为医疗服务高质量发展的重要引擎。以医院信息平台为依托,全面加强以电子病历数据为核心的临床信息系统,实现院内信息全面共享,实现全面医疗质量监控信息化,促进医院精细化管理。充分利用网络信息平台,打造远程会诊系统,探索互联网医疗、互联网支付,初步实现移动医疗及移动办公的数字化医院。

在"互联网+"的背景下,利用微信公共平台模式、自媒体合作推广模式等提高运营效率,全面提升服务质量,实现诊疗业务线上、线下完全融合。"互联网+运营"是提升干眼中心运营管理水平、推动干眼中心可持续发展的有效途径(图11-1)。打破信息孤岛,确保各个系统、部门之间数据互联互通、协同共享,以信息系统为基础,将智慧化、数字化技术与医疗服务资源深度结合,提高医疗质量,保障医疗安全。

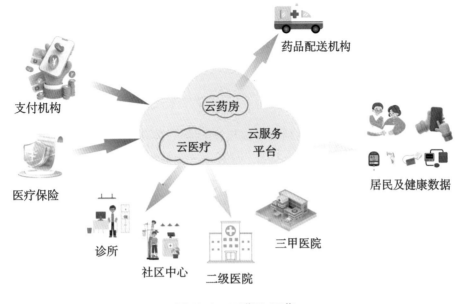

图 11-1　互联网+运营

## 三、战略管理

战略管理为干眼中心提出了可行性和方向性的竞争策略和措施。战略发展规划既要遵循大环境的要求,坚持走"廉洁、优质、高效、低耗"的发展之路,牢固树立"以人为本"的管理理念和"以患者为中心"的服务宗旨,又要适应政策,探索出适合自己发展的道路,认清机遇与挑战,运用科学的管理工具去制定战略发展规划。

干眼中心战略的制定可分为总体发展战略和战略制定的具体目标。总体战略的制定要在遵循干眼中心整体发展原则的基础上,坚持以市场为导向,以患者为核心,以医疗为基础,以科研为目标,明确发展的内涵与责任。具体目标主要根据短期战略、中期战略和长期战略来制定,做到优化配置,提高资源使用率,节能降耗,降低运营成本,强调效能建设,优化各项流程。促进各科室、各部间的协调,畅通沟通渠道,达成发展共识,制定出干眼中心特色的业务发展目标及职能发展战略,主要包括管理职能战略、财务管理战略、人力资源战略、市场营销策略等方面。

## 四、专项运营

### (一)运营分析

干眼中心可从运营管理系统的各业务信息系统中抽取用于支持运营管理决策的相

关数据构建运营数据仓库。积极利用该库数据实现干眼中心运营管理制度表单化、表单流程化、流程信息化、信息数据化,有效提取关键信息,并从中发现各类信息之间的关系;分析数据背后所反映的运营管理实质及问题所在,落实医疗质量、患者安全及医疗服务的改进措施,优化运营流程。

### (二)人力资源管理

干眼中心需建立科学、完善的绩效考核与分配体系,体现"多劳多得、优劳优得"的酬劳分配原则,客观反映医务人员专业水平、服务态度等差异,进而为工资分配、人员晋升和个人职业发展等提供客观依据。通过绩效考核来了解人才的长处,对其岗位进行合理安排,将其优势充分发挥出来。不断强化人才培养机制,定期进行人员培训,不断提高各部门人员的素质和技能水平。提高福利待遇,调动职工的工作积极性,体现"以人为本"的理念。

### (三)财务管理

加强干眼中心财务管理、提升干眼中心的财务效益、保障医疗服务落实是财务管理的重点。在市场竞争日趋激烈的今天,应制定符合干眼中心实际的财务管理制度,积极优化财务管理体制,加强财务管理力度,明确财务管理目标,加强财务人员的建设力度,全面提升财务人员综合素质与专业技能。科学进行财务预算,全面提升风险意识,加强风险评估,积极制定风险控制策略。加强干眼中心财务管理不仅可以防范运营风险,而且可以从源头上治理腐败现象,保障医疗服务落实,建立健全单位内部控制体系。

### (四)医疗设备管理

建立医疗设备科专用管理系统,实现医疗设备精细化管理。对医疗设备采取预防性维护,掌握医疗设备容易磨损零件的情况,及时采购零件并进行更换,降低医疗设备故障发生率。设备的生命周期管理可使用大数据技术,在设备投入运行中追踪设备的使用情况,通过成本效益分析进行绩效评价,为医院提高设备使用效率、及时发现问题提供数据基础;在设备经济寿命终止阶段,成本效益分析又可为管理者确定设备寿命终止时间点以及节约成本提供依据。

### (五)科研项目管理

干眼中心科研项目应规范遴选程序、项目申报、中期验收、结题验收等过程管理;强化财政科研项目绩效管理意识、建立个性化绩效指标库,指引科研人员快速、准确、完整、规范地填报绩效指标,从而提高项目绩效目标质量。财政科研项目应从经费管理、项目管理、绩效管理等多个维度,全面提升财政科研项目的质量,从而提升财政资金的使用效益。

### (六)临床试验项目管理系统

随着我国制药行业的国际化发展和临床试验产业化大趋势已逐渐展现,干眼相关临床试验尤其是多中心试验的数量稳步上升,在国家对临床试验质量的要求越来越高的同时,也对专业组临床试验的质量管理和研究者的素质提出了更高的要求。干眼中心应规范化临床试验项目管理系统,有助于实现临床试验项目统一、规范、专业的管理,为临床试验的顺利实施提供了有力保障。

### (七)教学管理

干眼中心教学管理是培养高素质人才的重要环节和中心全面建设不可或缺的重要组成部分。教学管理是干眼中心工作的重要组成部分,可在医疗改革和教学管理的需求下成立教学科,制定相应的管理制度,严格管理带教队伍及实习生,重视对学生能力的培养,积极总结经验和教训,不断提高教学水平、医疗质量、学术影响,使实习生能够早日独立承担医务工作。

### (八)内部审计

为加强干眼中心运营管理的风险防控,内部审计必须突出其监督与评价职能。从监督职能看,需对重大经济事项进行事前、事中、事后全过程的跟踪审计监督,降低发生经济风险的概率,减少决策失误。从评价职能看,内部审计应全面、系统地评价医院的运营管理活动,提出针对性强的建议,促进中心运营管理效率提升。

### (九)绩效评价

干眼中心应对管理流程和绩效考核指标进行全面研究分析,制定与中心绩效考核活动相匹配的绩效管理制度,建立以提高医疗服务质量及患者满意度为主导的绩效考核机制。干眼中心全体医务人员应牢固树立全成本核算意识,实施有效合理的人力资源规划,降低干眼中心运营成本,从而实现为患者提供更好的医疗服务和提高干眼中心效益的双重目标。

## 五、团队管理

干眼中心需成立运营团队、设立运营专员。运营专员在干眼中心管理架构中充当调研、协调沟通、协助纵向部门执行、落实干眼中心决议的角色,协助推动运营创新。优秀的运营团队能帮助临床科室提高运行效率,提升干眼中心绩效,实现最优化的运营管理模式。运营团队应明确分工,各司其职,主要工作内容包括组织架构、制度设计与职能划分、岗位职责、人员选拔、工作机制、能力培养及考核评价等方面。重点培养团队运营管理能力,评估资源配置水平,优化业务工作流程,帮助临床科室资源整合、控制成本、提高设备使用率等,促进管理水平和运营效率的提升。

没有好的运营团队,对内难以协同各部门优化管理流程加强合作,对外难以做到与时俱进地为患者提供有价值的资讯和服务。运营团队成员应主动加强学习,不断更新自己的知识结构,定期进行综合素质的培训,适应各类运营要求。

# 第二节　平台运营

## 一、官方网站的搭建

干眼中心官方网站作为正式的官方网络展示平台所涵盖的内容信息包括机构定位、医生简介、诊疗项目介绍、案例展示等(图11-2)。官方网站的主页设计要在传递干眼中心品牌形象的同时,也能够让患者通过主页跳转到包含不同板块详细信息的页面,了解干眼中心的具体情况和服务内容。

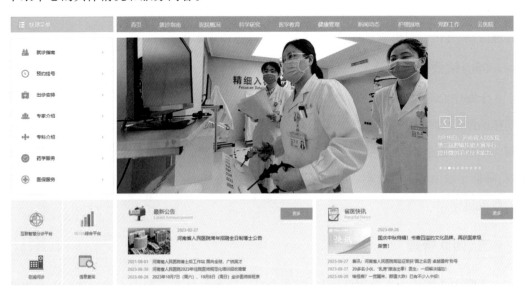

图11-2　河南省人民医院官方网站示例

干眼中心官方网站的主页设计需要包含一些基本元素,如干眼中心机构的标志、信息搜集框、全局导航条、业务分类、动态新闻、推荐信息、网站地图等。全局导航条包括干眼中心概况、专家简介、重点项目、荣誉奖项、案例分享、布局设置、内部环境、视频展示、地理位置及乘车指南、联系方式等基本内容。用好网站视觉元素,能更好地指导和协助患者完成在线的就诊流程,使患者获得良好的线上就医体验。

## 二、第三方营销管理

第三方营销指干眼中心借助第三方 APP 进行营销的模式,例如好大夫、微信、微博、抖音、B 站、知乎、今日头条、快手、小红书等(图 11-3)。

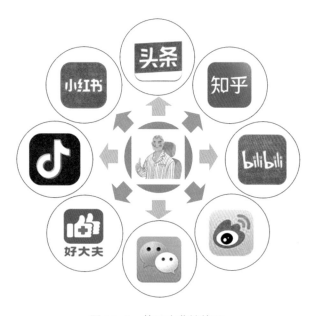

图 11-3　第三方营销管理

### (一)好大夫运营

好大夫网站是国内最早成立的互联网医疗平台之一,该平台先后开通了手机端患教课堂和直播间,通过视频分享、直播答题等形式,打破了医疗科普传播的壁垒,不仅树立了医生形象,吸引了流量,也提升了患者对医生的信任度,拉近了患者与名医的距离。好大夫平台相当于为每一名医生搭建了一个专属的医疗平台,医生可以依靠平台加速个人品牌建设,通过在线图文咨询、电话咨询、视频咨询等,与患者建立联系。如果得到患者的认可,就很容易把线上的患者变成"粉丝",进而把需要线下进行面诊的患者引入干眼中心。另外,在患者完成治疗离开干眼中心以后,还可以通过网站对用药、病情进行咨询,方便快捷地和医生保持沟通,实现医疗服务线上线下的完美闭环。

### (二)微信公众号运营

当今最好的营销则是让品牌及产品进入消费者的手机,相对于其他推广和营销方式,微信公众号成本开支较低,可以节约网络推广成本,使线上营销运作更加顺畅。微信公众号运营最看重的就是图文阅读量。首先,个性化的封面设计加上引人注目的文章标题是提高阅读量的基础。最重要的消息出现在最显著的位置,文章标题不宜过短或者过长,还要概括文章的核心内容,这有助于用户判断是否点击该文章链接。其次,正文内容是公众号文章最为重要的部分,也是获得用户阅读及后续交流互动的基础,需要精简、严谨、生动有趣。最后,对干眼中心微信公众号进行功能开发,使各种资讯以菜单的形式提供给用户,让微信公众号成为患者就诊过程中的贴心导医;同时重视科普知识模块推广,为关注用户提供权威可信的科普文章,并根据用户反馈信息及时更新科普文章,增强用户黏性。

### (三)小红书运营

小红书最早是以内容分享为主的社区平台,创建了互联网社区的新模式。小红书目前已开始拓展业务板块,不仅可以支持普通用户创作,还逐渐开放了医疗机构号的搭建功能,但目前暂时未开放医疗机构号的认证。干眼中心加入小红书后可以建立内容矩阵,包括素人博主、网红医生、商家账号等。鼓励和引导顾客在小红书分享自己的就医体验,通过大量第三方优质口碑的积累,使品牌信息更好地触达用户,建立用户对干眼中心的信任感。通过打造医生的人设,弱化医疗机构标签,在医疗相关领域树立权威,建立医生品牌。设立的商家账号注意不要违反平台规定,以免影响用户对账号的印象权重;用心管理用户笔记,用户笔记相当于对医疗机构的评价,需及时互动,及时解决差评,以免损害品牌形象。

### (四)短视频运营

在众多的科普传播载体中,短视频更加生动、直观,有助于受众在短时间内获取知识,迎合受众的阅读习惯。短视频还具有即时分享的特点,利用短视频传播知识技能正在成为一种新的趋势。首先,建议干眼中心申请获得机构认证,有利于增强短视频账号的权威性和公信力,使短视频账号得到优先展示,有利于账号常态化运营管理。其次,可通过邀请专家出镜、让讲解者置身于一定的情景之中针对受众的知识盲区与误区进行讲解、通过动画形式将复杂知识情景化等方式,提高视频的点击量及关注度。此外,还可以通过组织活动、在线直播等方式,吸引受众积极参与互动和转发,提高传播量,短视频账号可以根据平台特点设置各种活动,以引导用户深度互动,结合不同平台特点构建适合自身需求的短视频平台传播矩阵。

### 三、干眼中心数字化健康管理平台的开发

开发干眼中心数字化健康管理平台（图11-4），拥有一个独立共享的云知识库信息系统，实现健康监测数据上传至平台云端。通过平台数据分析，实现信息的交互与共享，提升业务效率。干眼中心数字化健康管理平台可以促进知识信息的整理和规范化，使知识一体化、平台化、共享化；可以随时随地查询相关信息，更加便捷，做到"随手带、随时查"；提供"随问随答、准确到位"的健康服务，针对性为患者提供一对一"眼健康处方"，科学预警，为受众用户提供可持续掌握眼健康的服务及相应爱眼治疗方案，极大地提高效率和服务水平，节约服务成本，从而搭建独具特色的干眼中心防治体系。

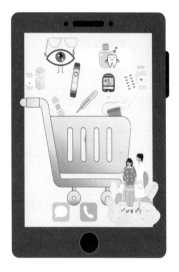

图11-4 干眼中心数字化
健康管理平台

### 四、全平台联动

干眼中心平台运营优化的方向是要打造全方位的服务和资讯平台，通过拓宽传播矩阵，充分利用全媒体平台的聚合联动能力，让平台与平台之间联动协作，发挥新媒介在知识传播中的优势并加以创新利用，以优质的内容，便捷的服务，简便的操作为着力点，提升用户黏性。还要深化和革新运营理念，树立服务意识，利用各平台挖掘潜在用户，注意对品牌的维护，借助各平台联动使患者进行"体验–分享–推荐"，增强品牌活力，实现"借船出海"。

# 第三节 患者运营

### 一、患者留存

在医患信息极为透明的社会环境中，医疗机构营销应当引导社会大众形成正确的医疗服务价值导向，并满足患者对疾病治疗和预防的需求。单一的线上服务不能解决干眼

患者的全部问题,而单一的线下服务又不能完全满足患者就医便捷性和医疗消费实惠性的需求,所以最完美的解决方案就是线上、线下服务相结合。患者线上咨询,医生及时提出解决方案,而对于线上不能解决的问题,患者也可以直接到干眼中心就医。那么,如何形成线上线下的转化呢?

### (一)获得信任

医疗营销最重要的就是能够让患者在面对医生时产生信任感。不论是网站信息的呈现形式,还是及时有效的互动,无一不是逐渐获取患者信任的途径。各环节要充分展示出干眼中心的实力以及医务人员专业扎实的技术。在这个隔着屏幕获取信息的时代,线上获取信任要比线下难得多,抛开品牌效应,精细化的线上服务必不可少。要以患者的需求为前提,想其所想,急其所急,顾其所不及。

### (二)情感交流

医务人员的亲和力是最具感染力的。对于医生而言,相同的问题可能每天都要回答上百次,他们的回答往往比较干脆简洁;而对于患者而言,再小的问题都是他们的知识盲区,他们希望医生可以详细地讲解。因而针对大多数患者关心的诊疗过程中普遍存在的问题,可总结后采用展板科普、短视频和医护统一话术等方式,提升患者对疾病诊疗的认知,及时疏导患者情绪。在自媒体运营的时候,医生对患者问题的回复不仅仅是治疗患者的技术性行为,还是让患者在得到医务人员理解和获取专业知识的保证下,情绪得到释放和缓解的情感性行为。所以要改变传统的干脆简洁的沟通方式,用情感与患者进行交流。

### (三)提升体验

目前患者对就医体验的要求也不同于从前,消费型医疗的患者和接受服务型医疗的患者最大的区别在于前者不仅仅是为了治疗疾病,而是为了某种自我需求的满足。干眼中心要从患者切身的感受出发来审视患者的整个就诊流程,要打破传统,重新规划患者就诊流程,简化线上操作流程,根据患者需求将功能模块分类,添加互联网医院关键词搜索、新手指南、站内导航等功能。同时,为更好地服务老年人群,可为老年人群提供语音引导、人工咨询等服务或者通过实现就医场景与人脸识别相结合的方式,逐步建立老年人群线上使用的信任感和体验感,尽量做到整体服务的体系化。

## 二、患教管理

健康教育的缺失,是慢性病发病率上升的主要原因之一,因此许多专家呼吁重视并开展患者的健康教育工作;同时,患者对自身健康的关注度与日俱增,不断提高的健康意识促使患者积极主动地参与到自身的医疗保健中去。做好患教管理工作,需重视以下几个方面。

（一）丰富患教形式

为了做好患者教育工作,实现患者与干眼中心的双赢,可以采取形象化展示、交互式传播、个性化指导等多样化的患者教育形式。形象化展示方式多种多样,例如可以通过高级职称的医生到社区开展健康大课堂或讲座的方式吸引患者到现场来,借助图文并茂的 PPT 或发放患者教育手册、健康教育书籍、健康资讯刊物等形式进行形象化的干眼相关知识的宣教。交互式传播总体上可以分为网络传播和媒体传播两种不同场景。各类健康教育网站、微信公众号、百家号等均可以成为患教的场所,健康类的报纸杂志、健康节目广播、健康养生的电视栏目亦是重要的阵地。患者通过这些渠道获取健康知识的同时,还可以留言、评论、交流,患教内容得以更好地传播。

（二）设置患教专员

患教专员是实现个性化患教服务的关键人物。在干眼中心建立宣教区,即患教中心,并设立患教专员,为患者提供个性化的健康指导（图 11-5）。患教专员除了协助和指导患者完成在患教中心的登记注册和查找资料,还能为患者提供专业性的诊后指导,在慢病管理中承担中枢协调者的功能。患教专员通过了解患者至患教中心的意图,并充分评估患者需求和过去采用的疾病管理措施后,才能够为患者制订和实施合理的教育计划,根据患者需求提供各种形式的患教内容。患教专员需要熟练应用患教中心丰富的疾病教育资源,配合医生的医嘱,制订并实施患教计划,指导、督促患者进行干眼的慢病自我管理,评估管理效果和调整患教计划。

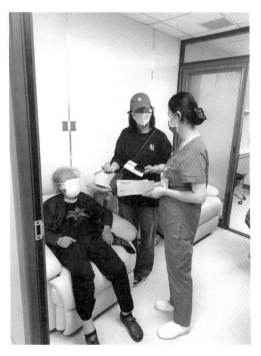

图 11-5　患教专员宣教

### (三)开发赋能教育模式

干眼具有治疗周期长、易反复发作的临床特点,因此除门诊治疗外,更重要的是需要患者做好家庭日常护理。患者较高的依从性与有效的健康教育相关,是病情得到长期控制的关键。赋能教育是明确患者自我管理的责任,开发患者内在动力进行行为改变。赋能教育的五个基本步骤包括问题确定、情感宣泄、目标设定、确定计划、行为评价。相较于传统教育模式(以上下级的关系通过口头授课、现场示范等),赋能教育遵循以患者为中心的理念,通过加强与患者沟通交流引导患者表达对疾病的看法及内心的顾虑等,使患者情绪得到适当的宣泄。患教专员可为患者提供更多的支持和鼓励,慢慢引导患者思考,由患者决定最终的计划并实施。患教专员多以提问的方式了解患者家庭护理计划完成情况,并对患者目标完成部分予以肯定,从而利于患者进一步自我评估,发现问题,并主动解决问题。接受赋能教育的患者更能遵医嘱居家进行清洁、热敷、睑板腺按摩等物理治疗,定期复诊,从而得到满意的治疗效果。

### (四)重视患者心理疏导

在与患者的交流沟通中,医务人员能深入地了解患者的性格特点及情绪变化,可对其进行针对性的疏导。研究表明抑郁或焦虑情绪和干眼之间存在明显相关性,临床医生在接诊时需关注患者的心理健康状况,遇到疑似抑郁或焦虑患者应进行相应的心理量表测试以辅助诊断并及时转心理科治疗。

# 第四节　品牌运营

独立的干眼诊疗中心要健康持续发展,需要考虑方方面面,其中包括如何打造医疗机构品牌。所谓医疗机构品牌就是借助某种医疗产品或医疗服务、使自家机构区别于其他机构,由此形成差异化的竞争优势。"金杯银杯,不如患者口碑",只有能够帮助患者建立就医信心并努力营造医疗机构的口碑,将医疗机构创建成为相关医疗领域的品牌医疗机构,才能成为患者就诊的首选对象。干眼中心的品牌运营需重视以下几个方面。

## 一、塑造干眼中心品牌形象

视觉识别系统(visualidentity),简称"VI",是在美国发展起来的医疗机构形象设计系统。医院视觉形象以其特有的功能,在彰显医院品牌实力、体现医学人文精神、培育核心竞争力等方面具有重要意义,是医疗机构打造良好品牌的有效助力。设计科学、实施有利的视觉识别,是传播医疗机构经营理念、建立医疗机构知名度、塑造医疗机构形象的快速便捷之途。干眼中心的市场营销规划,也可以通过 VI 来实现。

VI 是以医疗机构标志、标准字体、标准色彩为核心的开发系统和视觉传达系统,代表了医疗机构的理念、医疗机构的文化特色和服务内容,以此来创造独特的医疗机构形象。VI 设计是品牌内涵的形象外显,每一个设计的细节都要为品牌服务,这才是 VI 设计的真正意义。VI 对树立医疗机构形象、增强受众认知度、宣传医疗机构文化等具有重要的作用。干眼中心应根据自身情况,利用视觉识别的优势,有效地进行品牌推广。

## 二、打造干眼中心品牌文化

打造干眼中心品牌文化是贯穿在整个干眼中心文化建设中最重要的核心部分和内在灵魂。干眼中心文化是一种潜移默化的力量,是构建干眼中心品牌形象、提升核心竞争力的利器,其核心是干眼中心精神和核心价值观。通过干眼中心精神的树立和弘扬、服务观念的确立和转变、核心价值观的强化和引导,凝聚力量、统一思想以实现奋斗目标。每个成功的医院都有着自身特色的医院文化,这种其他医院难以模仿的特有的医院文化是医院亲和力、凝聚力的重要源泉。干眼中心品牌文化是干眼中心精神的升华,加强干眼中心品牌文化建设必将提高干眼中心的知名度、美誉度、诚信度、忠诚度,不断弘扬和升华干眼中心精神,使职工达到一种崇高的思想境界,从而提高干眼中心的核心竞争力。

## 三、提升干眼中心诊疗服务

医疗行业是一个高技术、高风险、高奉献、高情感的特殊服务行业。服务是医疗的本质,也是医疗的灵魂。优质的医疗服务不仅是对待患者热情亲切,更要有高水平的诊疗技术及个性化的治疗方案以满足患者的就医需求。患者作为医疗服务市场的"终极投票者",决定了医院创造的价值及品牌资产能否得以变现。所以,医疗行业应当从数量扩张转向品质提升,干眼中心建设必须以患者需求为导向,优化就诊流程,增强服务意识,努力提升患者的就医体验。

　　成功的运营对干眼中心未来的长久发展至关重要。当今,已经不再是"桃李不言,下自成蹊"的传统医疗时代。在信息化高速发展的今天,干眼中心不仅需要利用"互联网+"强信息化建设,建立健全规章制度,改善内控管理及运营模式,还需要利用各类平台采用多种宣传模式,普及干眼相关知识,提高人们对干眼的认知程度。干眼中心在运营中应完善干眼慢病管理流程,同时做好患者管理及留存,从而保障干眼中心病源,建立良好口碑,打造独特的品牌形象。干眼中心的运营还需要在实践中不断完善、优化、提升,从服务患者意识出发,用专业的知识、过硬的技能、优质的服务赢得口碑,树立品牌形象,才能在长期的竞争中立于不败之地。

# 第十二章
## 干眼中心规范化建设经验分享

## 第一节  河南省人民医院干眼中心建设经验分享

2017 年河南省人民医院(河南省立眼科医院 & 河南省眼科研究所)开设河南省首家"干眼病门诊",2020 年 4 月,在干眼病门诊的基础上成立了干眼中心,并从场地规划、设备配备、药物配备、人员配备、诊疗流程规范等方面进行整体规划、设计及建设。2021 年 6 月被评为"国家级干眼示范指导中心"(图 12-1)。目前河南省人民医院干眼中心是全国 10 家国家级干眼示范指导中心之一,同时也是中西部地区首家国家级干眼示范指导中心。在干眼中心规范化建设与管理的道路上,河南省人民医院干眼中心不断探索,至今已有 6 年多的历程,在此给大家分享其建设与管理经验。

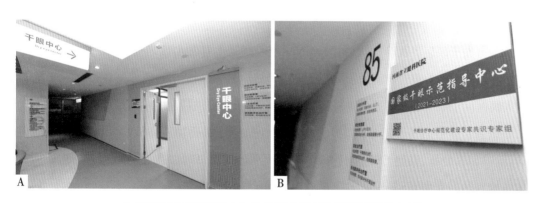

A. 河南省人民医院干眼中心;B. 被授予"国家级干眼示范指导中心"

图 12-1  河南省人民医院干眼中心

## 一、医技护一体化团队

河南省人民医院干眼中心组建了"干眼医技护"一体化诊疗团队（图12-2），现有主任医师2人、副主任医师4人、中医师1人、心理咨询师1人、技师3人及专科护士2人，其中博士5人、硕士5人。每个岗位责任分工不同，团队内人员可分饰多角色，胜任多职，以便更加有条理、高效地完成干眼中心繁杂的工作。下面给大家分享一下河南省人民医院干眼中心诊疗团队建设的经验。

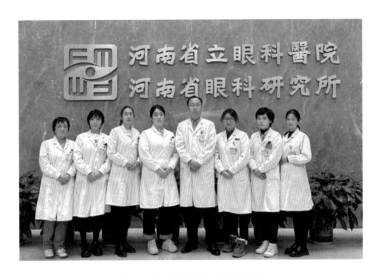

图12-2 医技护一体化团队

（一）医生

为方便干眼患者就诊，干眼病门诊除了角膜病医生日常出诊之外，河南省人民医院干眼中心培养2名干眼专病医师于周一到周五坐诊。另外，为适应患者多样化诊疗需求，河南省人民医院干眼中心邀请了中医眼科医生加入，为患者提供特色的中医诊疗服务。

患者在挂号后等待就诊时，护士指导患者扫描二维码填写OSDI问卷，医生通过问诊、危险因素分析、询问OSDI问卷得分进行简单的病历书写。在裂隙灯检查后进行眼部体格检查的补充书写，并根据病情开出相应的干眼相关检查。

河南省人民医院干眼中心的干眼专病医生可胜任医生、技师和护士的工作（图12-3），干眼专病医生无门诊安排时，便在干眼中心进行患者的检查及治疗工作。因此，医生能因工作需要随时切换角色，保证干眼中心繁忙的工作顺利开展。干眼专病医生不仅是医生，也是技师、护士，一个人可以完成患者诊疗的全部流程。多角色的随时切换，对医生来说,可从不同角度看干眼,全方位地了解干眼、认识干眼;对患者来说,医生对患者的诊疗将更有针对性,可大大提高患者的诊疗效率。

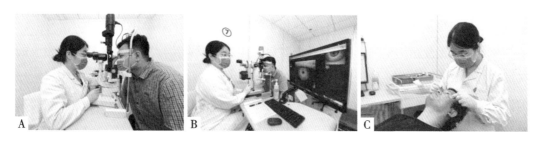

A. 在门诊诊室进行裂隙灯检查;B. 在检查区进行眼表综合分析检查;C. 治疗区进行睑板腺按摩

图 12-3 医生分饰不同角色

## (二)技师

河南省人民医院干眼中心有 3 名专门的眼科技师进行患者的日常检查工作,还有 2 名医生在无坐诊安排时也参与干眼患者的检查工作。

患者拿着检查指引单到干眼中心后,前台工作人员根据检查项目安排患者到相应的区域进行干眼检查。技师在完成检查后,上传检查报告到病历系统,并打印纸质版检查报告,待全部检查完成后告知患者到医生诊室进行复诊。

每位技师均熟练掌握干眼检查设备的使用方法,在规范、快速地完成干眼患者检查的同时,出具真实可靠的检查报告辅助医生进行干眼诊疗。此外,技师也掌握了干眼治疗设备的使用方法,在有需要时也可自由切换到护士的角色,完成干眼患者的治疗工作(图 12-4)。由于技师日常接触检查设备较多,因此干眼中心检查设备的维护主要由技师负责,实现一职多责,充分利用人力资源。

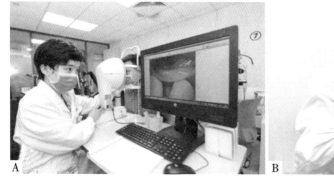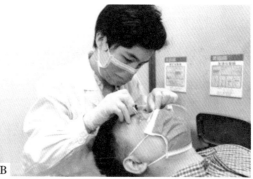

A. 在检查区进行眼表综合分析检查;B. 在治疗区进行睑板腺按摩

图 12-4 技师分饰不同角色

## (三)护士

干眼物理治疗是干眼治疗的重要组成部分,河南省人民医院干眼中心有 2 名护士专职从事干眼物理治疗工作,另有 3 名技师和 2 名医生也参与干眼治疗工作。

患者拿着治疗指引单到干眼中心后,前台工作人员根据治疗项目安排患者到相应的区域进行干眼物理治疗。护士询问患者是否有治疗禁忌证,排除禁忌证后告知患者治疗前注意事项,在完成准备工作后开始治疗。治疗结束后交代患者治疗后注意事项和居家自我管理方法,并交代患者下次治疗时间。

护士熟练掌握每种治疗设备的使用方法,在规范操作的前提下,给患者提供安全、有效的治疗。除完成基础治疗以外,护士还负责干眼中心患者接诊、登记等工作,使治疗工作有序进行(图 12-5)。此外,护士还负责干眼中心医疗耗材领用、登记及存放等工作,保证耗材供应充足。

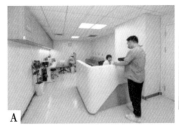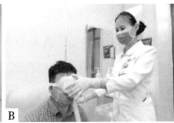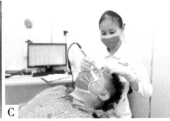

A. 前台接诊、登记;B. 进行超声雾化熏蒸治疗;C. 进行睑缘深度清洁治疗

**图 12-5　护士分饰不同角色**

干眼中心的医、技、护各司其职,又相互配合。河南省人民医院干眼中心团队一起制定个体化单病种标准诊疗流程,如睑缘炎相关性角结膜病变诊疗方案、睑缘炎诊疗方案、睑腺炎/睑板腺囊肿诊疗方案。在编写《实用干眼诊疗学》一书时,医技护分工合作,每人撰写自己擅长的章节内容,撰写完成后大家通读全书,不断给出修改意见,几经修改,最终得以出版。

干眼医技护一体化合作模式使医技护关系由最初的"主导-从属模式"逐渐向"并列-互补模式"转变,提升了干眼中心医技护整体合作和服务水平。

## 二、场地

### （一）干眼病门诊和干眼中心

2017年，河南省人民医院干眼病门诊成立，与角膜及眼表疾病科在同一区域。干眼病门诊主要是患者就诊、行视力和眼压检查的区域（图12-6）。

2020年4月，在干眼病门诊的基础上，通过总体规划成立了干眼中心。干眼中心主要是患者行干眼检查和治疗的区域（图12-7）。

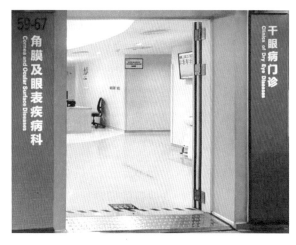

图12-6　干眼病门诊

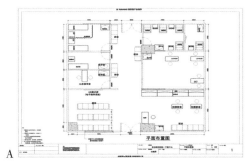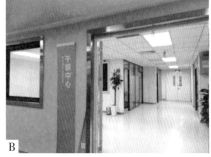

A. 干眼中心总体规划图；B. 干眼中心

图12-7　干眼中心

### （二）干眼中心前台

干眼检查和治疗均在干眼中心完成，患者在检查和治疗前需完成缴费，前台工作人员会根据患者所做的项目依次安排患者去相应的区域（图12-8）。在高峰期的时候工作人员还需要维持人员秩序。因此，前台的工作人员既要保持头脑思路清晰，又要耐心仔细核对每个

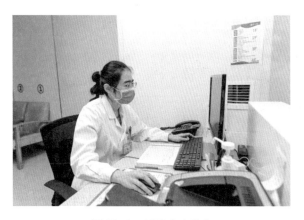

图12-8　干眼中心前台

患者的检查项目和治疗项目。前台的工作是最基础但同时也是最重要的,是整个工作流程的枢纽中心,是保证检查项目和治疗项目顺利进行的保障。

(三)干眼中心检查区

检查区主要由三部分组成:泪液检查区、综合检查区和微生物室。

1.泪液检查区 《中国干眼专家共识:检查和诊断(2020 年)》中提到,干眼诊断标准除主观症状外,在体征方面主要是荧光素泪膜破裂时间、非干涉泪膜破裂时间和 Schirmer I 试验(无麻醉)。荧光素染色泪膜破裂时间只需一台裂隙灯显微镜即可完成,在检查荧光素泪膜破裂时间的同时,也可检查角膜荧光素染色。因此,从实用性和临床应用的广泛性考虑,将荧光素泪膜破裂时间和 Schirmer I 试验(无麻醉)安排在泪液检查区完成(图 12-9)。根据检查项目的需要,此区配备的有裂隙灯显微镜、荧光素钠试纸和泪液分泌试纸、计时器等。因非干涉泪膜破裂时间的检查需要特殊检查仪器,因此该检查于综合检查区完成。

2.综合检查区 除荧光素泪膜破裂时间、Schirmer I 试验(无麻醉)和微生物检查外,其余的检查项目在综合检查区完成,如眼前节照相、眼表综合分析检查(包括后面所提到的泪河高度等项目)、非干涉泪膜破裂时间、脂质层分析、睑板腺照相、睑缘开口照相、眼红分析、眼前节光学相干断层扫描、泪膜脂质层厚度测量、泪河试纸检查、活体共聚焦显微镜检查、角膜地形图等。根据检查项目的需要,配备的设备有裂隙灯影像系统、眼表综合分析仪、眼前节光学相干断层扫描、LIPIVIEW、活体共聚焦显微镜和角膜地形图仪(图 12-10)。

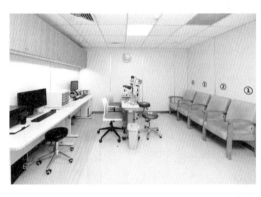
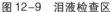
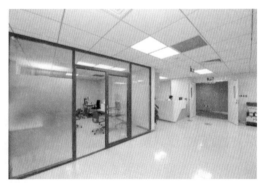

图 12-9　泪液检查区　　　　　　　　　图 12-10　综合检查区

3.微生物检查区 一些感染性疾病与干眼关系密切,如蠕形螨睑缘炎,因此需行微生物检查。已开展的干眼相关的微生物检查除螨虫镜检外,还有睑缘细菌涂片镜检、结膜囊细菌涂片检查、结膜细胞学检查等。因干眼是非感染性疾病,故微生物检查区在单独的区域,未设置在干眼中心检查区域(图12-11)。

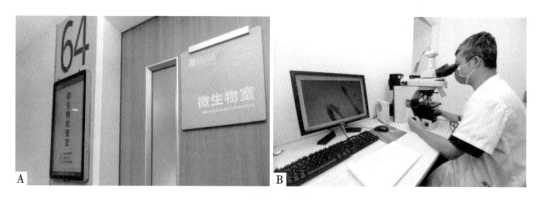

A.外观;B.内部

图12-11　微生物检查区

### (四)干眼中心治疗区

河南省人民医院干眼中心的治疗区主要分为两部分,因 IPL 治疗时设备会发出明亮的光线,鉴于对其他人的保护,因此 IPL 治疗需要在单独的房间完成,即 IPL 治疗室。大部分治疗在综合治疗室完成,如睑板腺按摩、热敷、冷敷、睑缘深度清洁、超声雾化熏蒸治疗、泪道冲洗、结膜囊冲洗等,综合治疗室配备有专门的治疗椅和舒适的沙发,给患者提供舒适的治疗环境。

1. IPL 治疗室　根据《强脉冲光治疗睑板腺功能障碍及其相关干眼专家共识(2022)》中提到的 IPL 治疗操作步骤,治疗前需清洁面部,因此,配备有洗手液、洁面乳、保湿面霜等,能给患者带来良好的治疗体验感。根据治疗项目的需要,配备的还有治疗车和治疗床,治疗车放置的有耦合剂、无菌纱布块、棉签、无菌睑板腺镊、治疗登记本等物品;治疗床是可升降的,可根据患者需要进行局部(头颈部)和整体(整个身体)高低的升降,给患者提供更好的服务(图12-12)。

2. 综合治疗室　因公立医院场地有限,大部分治疗在综合治疗室中完成。为实现空间利用最大化,用推拉玻璃门将综合治疗室分隔为相通的两个房间,里面的房间配置治疗椅和治疗车,可完成睑板腺按摩、睑缘深度清洁、泪道冲洗、结膜囊冲洗等治疗项目,外面的房间配置松软的沙发和超声雾化熏蒸仪,患者眼部超声雾化熏蒸、热敷、冷敷等治疗在此区域完成(图12-13),患者在眼部放松的同时身体也得到一定的放松。

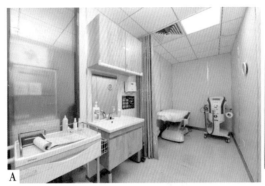
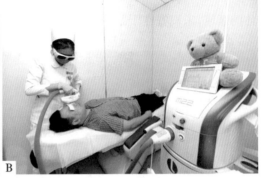

A. IPL 治疗室;B. 护士在 IPL 治疗室进行 IPL 治疗

**图 12-12　强脉冲光治疗室**

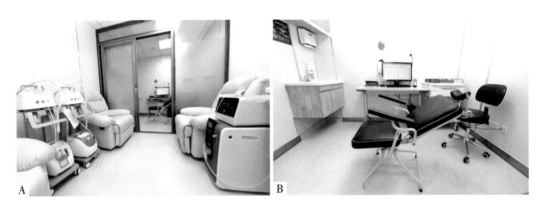

A. 里间;B. 外间

**图 12-13　综合治疗室**

### (五)干眼中心候诊宣教区和会议室

随着干眼患者的逐年增多,患者常常需要排队做检查和治疗,因此,候诊区的设立很有必要。候诊区配备舒服的坐椅、饮水机和电视机等设施,座椅对面是一整面绿植墙,给患者带来赏心悦目的视觉体验。在绿植中央有一个电视显示屏,在候诊的时候电视里循环播放不同的宣教视频,患者在候诊的同时也获得了相关知识,一举两得。

为了实现空间利用最大化,候诊区不仅仅是候诊区,还是展示区和宣教区(图 12-14)。干净明亮的橱窗展柜是该中心的一大亮点,展柜左侧是干眼科普墙,将干眼的病因、危险因素、预防措施等以漫画的形式呈现出来,生动形象,通俗易懂,吸引大量患者前来观看;展柜中间展示了河南省人民医院干眼中心近年来获得的成果与荣誉以及干眼团队共同撰写的书籍;展柜右侧是干眼治疗介绍墙,以图文结合的形式向患者展示干眼治疗项目的操作步骤、适宜人群和禁忌人群等。

此外,此区还是示教室和会议室,干眼中心人员在此进行业务学习和疑难病例讨论,提升自身的业务能力,更好地为患者服务,一些科室的会议也在此区域进行。

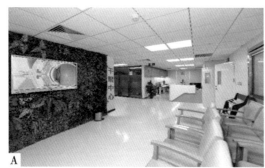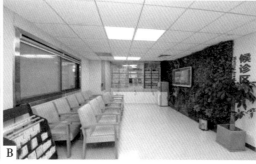

A.候诊区;B.宣教区

**图 12-14　候诊区和宣教区**

### (六)干眼中心特需诊疗室

河南省人民医院干眼中心还设置了特需诊疗室(图 12-15),房间里面有舒服的沙发、精致的茶几、饮水机、洗手台、储物柜和绿植等,整个环境温馨、明亮。一些特殊患者的谈话需要较安静的环境,多在此区域进行诊治,如询问详细病历、告知治疗项目的注意事项等。储物柜里存放了患者的就诊病历以及一些科室的重要资料,柜门配备专门的

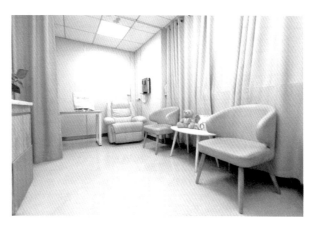

**图 12-15　特需诊疗室**

钥匙并交由专人负责,实现对患者病历和重要资料的妥善保管。

## 三、开展的项目

开展的检查项目和治疗项目基本上囊括了目前国内外已有的检查和治疗项目,在此简单阐述,为干眼中心建设提供参考。

### (一)开展的检查项目

裂隙灯检查、Schirmer I 试验、荧光素泪膜破裂时间、非干涉性泪膜破裂时间、泪河高度、脂质层分析、睑板腺照相、睑缘开口拍照、眼红分析、活体染色拍照、眼表综合分析检查、眼前段照相、眼前节光学相干断层扫描、泪河试纸检查、活体共聚焦显微镜、角膜地形图、泪液渗透压、泪液溶菌酶、泪液蕨样变试验、结膜印迹细胞学检查、螨虫镜检、结膜囊细菌涂片和培养等。

### (二)开展的治疗项目

睑板腺按摩、眼部热敷、眼部冷敷、湿房镜、睑缘深度清洁、超声雾化熏蒸治疗、泪点栓塞治疗、IPL 治疗、热脉动治疗等。

## 四、设备

河南省人民医院干眼中心的检查设备和治疗设备很多,还有一些检查耗材和治疗耗材,具体见表 12-1。

表 12-1　河南省人民医院干眼中心的设备及耗材

| 序号 | 设备 | 耗材 |
|---|---|---|
| 1 | 裂隙灯显微镜(Keeler) | 雾化眼罩(小心眼) |
| 2 | 双眼表综合分析仪(康华) | 雾化眼罩(医心演绎) |
| 3 | 双眼表综合分析仪(Oculus) | 烫熨治疗贴(OCUFACE) |
| 4 | LIPIVIEW 眼表干涉仪(TearScience) | 烫熨治疗贴(小心眼) |
| 5 | 共聚焦显微镜(高视远望) | 医用冰垫(慧睦堂) |
| 6 | 前节 OCT(Casia) | 眼部清洁液(OCUFACE) |
| 7 | MGE(强生) | 清洁刷头(OCUFACE) |
| 8 | 视觉质量分析仪(OQAS Ⅱ) | 清洁棉片(OCUFACE) |
| 9 | 角膜知觉仪(Cochet Bonnet) | 4-松油醇棉片(OCUFACE) |
| 10 | 强脉冲光治疗仪(科医人) | 次氯酸棉片(OCUFACE) |
| 11 | 强脉冲光治疗仪(武汉-奇致) | 泪点塞(OASIS) |
| 12 | 超声雾化熏蒸仪(小心眼) | 泪液检测滤纸条(天津晶明) |
| 13 | 超声雾化熏蒸仪(医心演绎) | 荧光素钠眼科检测试纸(天津晶明) |
| 14 | 深度清洁仪(OCUFACE) | 混合型眼表染色检测试纸(天津晶明) |

续表 12-1

| 序号 | 设备 | 耗材 |
|---|---|---|
| 15 | LipiFlow 睑板腺热脉动治疗仪（Tear-Science） | 泪河试纸（瑞霖） |
| 16 | LipiScan 动态睑板腺扫描成像仪（Tear-Science） | LipiFlow 一次性使用治疗头（TearScience） |

## 五、药物

　　河南省人民医院干眼中心的治疗药物很多,同一种药物有很多不同的厂家,因前面章节已有介绍,仅列表如表 12-2。

表 12-2　河南省人民医院干眼中心的药物

| 药物种类 | 药物 |
|---|---|
| 人工泪液 | 羟糖甘滴眼液（新泪然） |
|  | 玻璃酸钠滴眼液（普瑞盈） |
|  | 玻璃酸钠滴眼液（珍视润） |
|  | 卡波姆凝胶（立宝舒） |
|  | 地夸磷索钠滴眼液（丽爱思） |
|  | 聚乙烯醇滴眼液（瑞珈） |
|  | 右旋糖酐羟丙甲纤维素滴眼液（倍然） |
|  | 复方聚乙烯醇滴眼液（干眼灵） |
| 抗炎类药物 | 溴芬酸钠滴眼液（叙清） |
|  | 双氯芬酸钠滴眼液（迪非） |
|  | 普拉洛芬滴眼液（普南扑灵） |
|  | 0.02% 氟米龙滴眼液（氟美童） |
|  | 妥氟滴眼液（院内制剂） |
|  | 醋酸泼尼松龙滴眼液（百力特） |
|  | 0.1% 氟米龙滴眼液（艾氟龙） |
|  | 妥布霉素地塞米松眼膏（典舒） |
|  | 氯替泼诺混悬滴眼液（露达舒） |
|  | 环孢素滴眼液（Ⅱ）（兹润） |

续表 12-2

| 药物种类 | 药物 |
|---|---|
| 修复类药物 | 小牛血去蛋白提取物眼用眼膏(速高捷) |
| | 维生素 A 棕榈酸酯眼用凝胶(兹养) |
| | 重组牛碱性成纤维细胞生长因子眼用凝胶(贝复舒凝胶) |
| | 重组牛碱性成纤维细胞生长因子滴眼液(贝复舒滴眼液) |
| | 小牛血去蛋白提取物眼用凝胶(睿保特) |
| | 小牛血去蛋白提取物滴眼液(速高捷) |
| 抗感染类药物 | 左氧氟沙星滴眼液(汇德立康) |
| | 加替沙星眼用凝胶(迪友) |
| | 加替沙星滴眼液(美清朗) |
| | 氧氟沙星眼膏(迪可罗) |
| | 妥布霉素滴眼液(托百士) |
| | 夫西地酸滴眼液(夫司名) |
| | 头孢唑林钠滴眼液(院内制剂) |
| 抗过敏类药物 | 富马酸酮替芬滴眼液(酮替芬) |
| | 盐酸氮䓬司汀滴眼液(可亮) |
| | 盐酸奥洛他定滴眼液(贝润宁) |
| | 盐酸奥洛他定滴眼液(帕坦洛) |
| 抗视疲劳类药物 | 七叶洋地黄滴眼液(施图伦) |

## 六、诊疗规范

为了使诊疗流程更加清晰明了,绘制了详细的流程图,具体见图 12-16。

### (一)挂号

患者来干眼病门诊就诊或复诊可在网上预约挂号或现场挂号,进入"河南省人民医院"微信公众号,选择"河南省立眼科医院—干眼病门诊",再选择坐诊医生进行挂号(图 12-17)。干眼专病门诊的设立可方便患者快速检索,完成预约挂号实现专病专治。

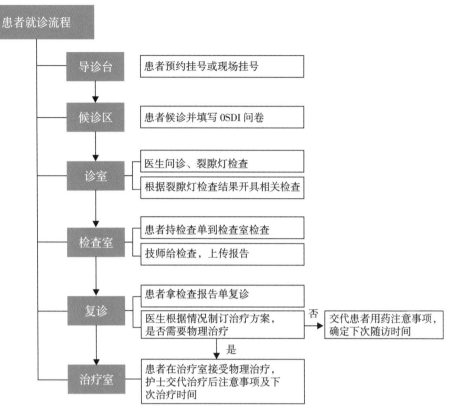

**图 12-16　河南省人民医院干眼中心诊疗流程**

**（二）问卷调查**

患者到院后进行候诊,在候诊期间护士指导患者扫描二维码,填写 OSDI 问卷（图 12-18）。

**（三）问诊**

患者进入诊室后,干眼医生通过问诊进行病历书写,问诊内容主要包括患者主诉、现病史等,另可补充询问问卷、主诉和现病史中没有涉及的问题,此部分主要询问患者的危险因素,可从三个方面（既往史、个人史和家族史）、七个维度（全身因素、眼部因素、眼手术相关因素、过敏史、药物相关因素、生活习惯和工作方式因素、环境因素）去询问。该中心在此基础上制作了干眼病门诊病历,仅供大家参考（图 12-19）。

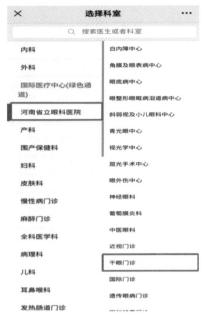

图 12-17 网上预约挂号界面

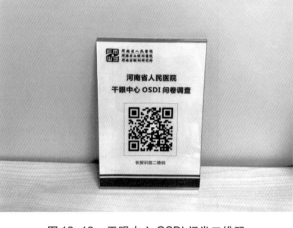

图 12-18 干眼中心 OSDI 问卷二维码

## 干眼中心门诊病历

| 姓名： | 性别：□男 □女 | | 年龄： | 民族： |
|---|---|---|---|---|
| 职业： | 出生日期： 年 月 日 | | 就诊日期： 年 月 日 | |
| 联系电话： | | OSDI 评分： | | |
| 家庭住址： 省 市 县/区 | | | | |

主诉：

现病史：

既往史（可从以下维度分析）：
全身因素：是否合并有精神心理疾病如焦虑、抑郁等；是否经常口干或合并有免疫系统疾病如 Sjögren 综合征、类风湿关节炎、系统性红斑狼疮、Steven-Johnson 综合征、移植物抗宿主病等；是否有合并内分泌系统疾病如糖尿病、雄激素缺乏、甲状腺功能异常等；其他，其他，如维生素缺乏、严重肝功能异常、放射治疗等
眼部因素：是否合并睑板腺功能障碍、变应性结膜炎等眼部疾病
眼手术相关因素：是否行眼睑手术、翼状胬肉切除术、屈光手术、斜视矫正术、白内障摘除术、角膜移植术、抗青光眼手术、玻璃体视网膜手术等
过敏因素：是否有食物、药物过敏史
药物性因素：是否长期用药，包括眼部用药和全身用药，眼部用药，如防腐剂、抗青光眼药物、抗生素类药物、抗病毒药物、抗胆碱药物、非甾体类抗炎药物等；全身用药，如抗胆碱药物、抗组胺类药物、抗精神病和抗抑郁类药物、性激素类药物、维 A 酸类药物、化疗药物、其他等

个人史（可从以下维度分析）：
生活习惯和工作方式因素：是否长期使用电脑、手机，从事长期注意力集中的工作等；有无规律运动，定期户外活动等；睡眠时间及睡眠质量；吸烟和饮酒情况；佩戴角膜接触镜情况；是否长期化眼妆；医疗美容情况等
环境因素：是否长期暴露于空气污染的环境中；是否经常处于空调、暖气环境中等；是否居住在高海拔地区；是否长期暴露在光污染的环境下
婚育情况：是否结婚，若结婚，是否孕育，女性患者是否处于哺乳期
注意：若为女性，需了解月经史，是否在围绝经期等
家族史：是否合并遗传倾向性疾病，如高血压、糖尿病、Sjögren 综合征、类风湿关节炎、强直性脊柱炎等
其他：

| 眼科专科查体 | | |
|---|---|---|
| 项目 | 右眼 | 左眼 |
| 视力 裸眼视力 | | |
| 视力 矫正视力 | | |
| 眼压 | | |
| 眼睑 | 是否启闭自如，有无充血、水肿 | 是否启闭自如，有无充血、水肿 |
| 睑缘 | 睫毛根部有无分泌物，睑缘是否充血，睑板腺开口情况，泪河情况，泪小点位置、形态是否正常，按压泪囊区是否见异常分泌物 | 睫毛根部有无分泌物，睑缘是否充血，睑板腺开口情况，泪河情况，泪小点位置、形态是否正常，按压泪囊区是否见异常分泌物 |
| 角膜 | 是否透明，有无 KP | 是否透明，有无 KP |
| 结膜 | 是否充血、水肿 | 是否充血、水肿 |
| 前房 | 深度情况，有无房闪 | 深度情况，有无房闪 |
| 虹膜 | 纹理是否清楚等 | 纹理是否清楚等 |
| 瞳孔 | 大小，对光反射情况 | 大小，对光反射情况 |
| 晶状体 | 是否透明，有无混浊 | 是否透明，有无混浊 |
| 眼底 | | |
| 辅助检查结果： | | |
| 初步诊断： | | |
| 处理意见： | | |
| 医师签字： | | |

图 12-19 干眼中心门诊病历

**（四）裂隙灯检查**

医生问诊结束后,开始进行裂隙灯检查。首先使用裂隙灯观察眼部情况,遵循第十章干眼检查顺序,即眼睑→睫毛→睑缘→泪河→泪小点→角膜→角膜缘→结膜→前房→虹膜→瞳孔→晶状体→眼底。检查时的注意事项如下。

（1）眼睑:有无眼睑闭合不全、睑内翻或睑外翻等。

（2）睫毛生长情况:有无倒睫、乱睫、双行睫等。

（3）睫毛根部分泌物情况:有无油脂状、鳞屑状、袖套样分泌物附着。

（4）睑缘形态:有无睑缘充血及毛细血管扩张、睑缘过度角化、睑缘肥厚、睑缘形态不规整、睑缘部新生血管。

（5）睑板腺开口:有无睑板腺口堵塞,若有堵塞,是酯帽、隆起还是酯栓。有无睑板腺口先天性缺乏、有无睑板腺口狭窄和闭塞、有无睑板腺开口移位消失,部分消失还是全部消失。加压后有无睑酯分泌,若有,性状如何。

（6）粗略估计泪河情况:正常或窄或宽,分布是否均匀等。

（7）泪小点:评估上下泪小点的位置、大小和形态,是否植入泪点塞。

（8）角膜:观察角膜是否有丝状物、上皮缺损、黏液斑块、角化、新生血管、浸润、溃疡、瘢痕及肿物等,必要时行荧光素钠染色。

（9）结膜:观察球结膜是否有充血、水肿、瘢痕、松弛、粘连等;必要时观察睑缘平行的结膜皱褶;再观察睑结膜是否有充血、乳头增生、滤泡形成、瘢痕、角化、睑球粘连等;必要时行荧光素钠、丽丝胺绿或虎红染色。

（10）前房:有无细胞或闪辉。

**（五）干眼相关检查**

通过问卷调查填写及进一步详细的问诊,临床医师对患者的症状严重程度和危险因素会有一个详细的了解,包括眼部及全身疾病史、用药史和手术史等,饮食和睡眠习惯、生活和工作环境以及精神心理状态等,根据裂隙灯检查结果,开出干眼相关检查。河南省人民医院干眼中心设计了荧光素染色泪膜破裂时间和泪液分泌试验的检查报告单,方便临床使用(图12-20)。

**（六）诊断、鉴别诊断、分型及分度**

干眼的诊断、鉴别诊断、分型和分度在前面的章节(第十章)已经阐述过,在此不再一一进行阐述。

河南省人民医院
河南省立眼科医院
河南省眼科研究所

**眼科干眼检查报告单**

姓名：　性别：　年龄：　科室：　住院号：　送检医师：

| 项目 | 眼别 | 值 | | | | | 参考值 |
|---|---|---|---|---|---|---|---|
| 泪液分泌时间 | 右眼 | mm/5min | | | | | >10mm/5min |
| | 左眼 | mm/5min | | | | | >10mm/5min |
| 泪膜破裂时间 | 右眼 | 秒 （荧光染色范围：0，Ⅰ，Ⅱ，Ⅲ，Ⅳ） | | | | | >10秒 |
| | 左眼 | 秒 （荧光染色范围：0，Ⅰ，Ⅱ，Ⅲ，Ⅳ） | | | | | >10秒 |
| 泪膜影像 | 右眼 | Ⅰ级 | Ⅱ级 | Ⅲ级 | Ⅳ级 | Ⅴ级 | |
| | 左眼 | Ⅰ级 | Ⅱ级 | Ⅲ级 | Ⅳ级 | Ⅴ级 | |

眼表荧光素染色范围
0级：无点状着色
Ⅰ级：点状着色可数，角膜上皮缺失累及1个象限
Ⅱ级：累及2个象限
Ⅲ级：累及3个象限
Ⅳ级：累及角膜中央光学区

泪膜影像特征分级：
Ⅰ．正常泪膜像；脂质层、水样层分布均匀。
Ⅱ．大致正常泪膜像；呈流水样，脂质层分布均匀。
Ⅲ．轻度异常泪膜像；泪膜脂质分布不均，出现扭曲变形，未破裂；泪膜细胞碎屑增多。
Ⅳ．中度异常泪膜像；泪膜脂质层分布不均，出现扭曲变形，破裂，泪膜，泪膜像呈彩色条纹型，未见干斑；泪膜细胞碎屑、粘液增多。
Ⅴ．重度异常泪膜像；泪膜破裂，出现大里干斑。

本结果仅对本次检查负责，如有疑问，请于24小时内提出咨询。　咨询电话：0371-87160860

检验者：　审核者：　报告日期：　年　月　日

图12-20　泪液三项检查报告单

## （七）治疗

在确诊干眼后，临床医师根据患者的眼部情况制定相应的治疗方案。除药物治疗外，还有物理治疗和手术治疗。物理治疗多适用于蒸发过强型干眼患者，广泛应用于临床，而手术治疗多适用于一些重度干眼患者，目前开展较少。目前临床缺乏统一的干眼物理治疗操作技术规范，各家医院操作方法不一致，河南省人民医院干眼中心制定了干眼物理治疗标准操作规程，在此分享一下。

1. 睑板腺按摩

（1）操作步骤

1）核对患者信息，向患者及家属解释治疗目的和配合方法，以取得患者的理解和配合。

2）评估患者的眼部情况，询问药物过敏史。

3）协助患者取坐位或仰卧位，检查玻璃棒是否光滑、有无破损。如使用睑板腺镊，使用前应先检查名称、灭菌日期以及包外化学指示胶带是否变标准色，确认睑板腺镊的有效性和包装完好性。睑板腺按摩前可酌情使用表面麻醉剂。

4）使用玻璃棒或睑板腺镊为患者行睑板腺按摩治疗。睑板腺按摩的力度以能挤出分泌物为宜，具体按摩次数视分泌物量而定，直至将睑板腺分泌物挤干净。①玻璃棒按摩方法：按摩上眼睑时，嘱患者向下看，提起上睑向外翻转，暴露上睑缘，一只手持棉签放于眼睑上方，另一只手持无菌玻璃棒沿睑板腺中央导管末端向睑板腺开口方向按摩睑板

腺;按摩下眼睑时,嘱患者向上看,一只手持棉签翻开下睑,暴露下睑缘,另一只手持无菌玻璃棒,从内眦到外眦,沿睑板腺中央导管末端向睑板腺开口方向按摩。②睑板腺镊按摩方法:按摩上眼睑时无需提起上睑外翻,一只手持棉签轻轻扒开上眼睑,睑板腺镊放于上眼睑内;按摩下眼睑时,一只手持棉签轻轻扒开下眼睑,另一只手将睑板腺镊放于下眼睑内,按摩方向及顺序与玻璃棒一致。

5)按摩结束后滴抗生素滴眼液预防感染。

6)告知患者注意事项并询问有无不适症状。

7)治疗结束后记录排出睑酯的性状、睑板腺开口堵塞情况以及睑缘情况(图12-21)。

8)交代患者治疗后注意事项及下次治疗时间。

| 睑板腺按摩评估报告 | | | | | | | |
|---|---|---|---|---|---|---|---|
| | OD | | | | OS | | |
| | | <1/3 | 1/3~2/3 | >2/3 | | <1/3 | 1/3~2/3 | >2/3 |
| 上睑 | 清亮 | 混浊 | 颗粒 | 牙膏状 | 清亮 | 混浊 | 颗粒 | 牙膏状 |
| | | 白色 | 淡黄色 | 黄色 | | 白色 | 淡黄色 | 黄色 |
| | | <1/3 | 1/3~2/3 | >2/3 | | <1/3 | 1/3~2/3 | >2/3 |
| 下睑 | 清亮 | 混浊 | 颗粒 | 牙膏状 | 清亮 | 混浊 | 颗粒 | 牙膏状 |
| | | 白色 | 淡黄色 | 黄色 | | 白色 | 淡黄色 | 黄色 |
| | | | | | | | 年　月　日 |

图12-21　睑板腺按摩评估报告单(河南省人民医院干眼中心自主设计)

(2)注意事项:①按压过程中嘱患者配合,切勿随意转动眼球,以防角膜、结膜的划伤;②有感染、眼部外伤的患者,不宜进行睑板腺按摩,以免加重病情;③按摩前需卸眼妆和取下角膜接触镜;④按摩结束后,部分患者眼部有沙砾感,1~2 d内会消失,如有其他症状或不适,及时告知医护人员。

2.睑缘深度清洁

(1)操作步骤:①协助患者取平卧位或半卧位,清洁患者眼周皮肤,并做好治疗前沟通工作。②操作者戴护目镜、戴一次性橡胶手套;组装清洁仪,手柄接通电源,打开中间螺纹旋钮开关,取下保护头;将眼睑清洁液倒入一次性换药盘中。③取出球形刷头,固定于手柄接口处,并检查是否卡紧;刷头完全浸入清洁液内,至少15 s,待其完全浸湿。④打开睑缘清洁仪开关,根据患者睑缘情况,调节合适的转向与转速。调速过程中,刷头应远离患者,以免旋转时清洁液飞溅到患者身上。⑤嘱患者向下看,向上轻拉上眼睑,露出上睑缘,执笔式握住手柄前端,用完全浸湿的刷头顶端清洁睑缘,从内眦至外眦,匀速移动,重复2~4次,持续15~20 s,清除睑缘上的油脂、鳞屑、痂皮等异物,清洁时询问患者有无不适。⑥以同样的方式清洁下睑缘。⑦完成一侧睑缘清洁后,关闭开关,更换清洁液,并换上新的刷头,以同样的方式清洁对侧眼。⑧清洁结束后,使用无菌医用棉签擦拭眼睑周围皮肤,点抗生素滴眼液。⑨治疗结束,询问患者有无不适,整理用物。

(2)注意事项:①在刷头接触患者睑缘前,应确保清洁刷头与手柄安装牢固;②治疗时避免触碰到角膜;③治疗时刷头注意与棉签保持距离,以免刷头卷住棉签;④每侧睑缘的治疗均应使用干净的刷头;⑤治疗后10 min不建议热敷;⑥治疗时若患者诉不适感,应立即停止;⑦若双眼病情轻重不一,先清洁病情较轻侧的睑缘,后清洁病情较重侧的睑缘。

**3.眼部超声雾化熏蒸**

(1)操作步骤:①患者信息核对无误后,取出超声雾化熏蒸仪药杯与药杯盖;②水槽中加入纯净水,直至雾化器水位刻度线;③放入药杯,将药液与纯净水以1∶1的比例倒入药杯中(70%~80%雾化量不低于40 mL,最大雾化量不低于45 mL);④盖上药杯盖,并安装好装置;⑤打开雾化器总开关,调整医用超声雾化熏蒸仪控制面板,调节雾化量80%,温度40~45 ℃,风量20%,可根据患者需求做出适当调整;⑥打开制氧机开关,点击制氧按钮,调整氧气输出量;⑦为患者戴上熏蒸眼罩并调整眼罩至合适松紧,接通超声雾化熏蒸仪管道,设置时间20 min;⑧待时间倒计时结束后为患者取下熏蒸眼罩,擦拭面部水液,关闭制氧机和超声雾化熏蒸仪控制面板开关;⑨根据患者病情情况,酌情给予睑板腺按摩、冷敷等治疗;⑩治疗结束后,洗手并记录患者治疗情况;⑪交代患者治疗后注意事项及下次治疗时间;⑫清洗超声雾化熏蒸仪药杯、水槽,进行管道消毒。

(2)注意事项:①治疗前核对患者信息,告知患者治疗的大致过程及治疗目的;②治疗前查看观察患者眼睑及睑缘情况,查看是否存在外伤、高度水肿等情况,询问是否患有青光眼、近期眼部手术史、全身及眼部药物过敏史等;③治疗前患者需卸眼妆和取下角膜接触镜;④治疗前操作者需确保药杯内药液充足,水槽和湿化瓶内须为纯净水、蒸馏水或灭菌注射用水;⑤治疗开始时,温度不可直接调至最高45 ℃,以免发生烫伤;⑥治疗过程中注意观察患者有无不适;⑦药杯要及时清洗,避免长时间持续使用药杯底部会产生水印膜影响雾化量;⑧及时更换水槽里的水,闲置时将水排尽,避免滋生微生物或产生水垢;⑨建议每1~2周使用酒精棉片擦拭超声雾化熏蒸仪内壁。

### 4.IPL 治疗

（1）操作步骤：①治疗前患者需取下角膜接触镜,清洁面部皮肤。②患者取仰卧位或半卧位,用遮光眼贴、眼罩或湿纱布遮盖患者眼部,嘱患者治疗过程中自然闭眼；如需治疗上睑区域应考虑放置内置眼盾,以保护内眼组织免受照射损伤。③在治疗区域均匀涂抹 2 mm 厚光子治疗用凝胶,开始治疗前在一侧面颊部位打一测试光斑,观察皮肤反应并询问患者感受。④操作者佩戴护目镜,将光导治疗头轻置于凝胶上,从一侧耳际开始发射光斑,沿下睑尽量靠近睑缘处进行照射,对颧骨区及以下面部、鼻部进行治疗,直至另一侧耳际。每个治疗光斑应相接,光斑重叠部分不应超过 10%。完整操作进行 2 遍。毛发旺盛的患者应避开毛发区。进一步将光导治疗头横向贴近下睑缘进行治疗,光斑相接且重叠不超过 10%,操作 2 遍。上睑病变严重者可在放置眼盾后于上睑用小治疗头进行治疗。⑤治疗结束后去除患者面部的光子治疗用凝胶。⑥治疗结束后可配合睑板腺按摩,排出已软化的异常睑酯,增加治疗效果。⑦按摩结束后,记录患者睑板腺的分泌物情况。⑧交代患者治疗后注意事项及下次治疗时间（图 12-22）。

图 12-22　患者治疗后注意事项告知单和下次治疗时间提示单

（2）治疗时注意事项：①治疗时须做好眼部保护，进行下睑治疗时嘱患者自然闭眼，进行上睑治疗时要求患者闭眼并注视脚尖方向，并在眼部角膜处放置眼盾，防止虹膜色素吸收照射能量而导致眼组织损伤。②治疗时不慎将脉冲光光斑发射到眉毛、睫毛等毛发生长部位造成毛发缺失者，治疗后约1个月毛发生长可恢复，1次IPL照射不会造成永久脱毛。

（3）治疗后注意事项：①治疗后48 h内面部避免接触热水（如桑拿、汗蒸、热水浴等），禁止揉搓。②注意面部保湿，避免化妆，可以敷保湿面膜。③治疗后3周内注意面部防晒，建议外出戴帽子、口罩等，以防出现面部色素沉着。④规律作息，平时用眼时间不宜过长，每用眼30~60 min可休息10~15 min。⑤IPL的治疗频率：3~4次为1个疗程，2次治疗之间间隔2~4周。单次疗程通常为2~4个月，也可根据治疗情况延长疗程，以巩固治疗效果。⑥IPL治疗1个疗程后需进行干眼相关检查，以评估治疗效果，IPL治疗每个疗程完成后3~6个月内可根据患者OSDI评分及相关干眼检查结果调整或重新制订治疗方案。

## 七、制度管理

由于河南省人民医院干眼中心隶属于河南省人民医院，因此人事制度和财务制度分别由医院的人事处和财务处负责。干眼中心因其本身的特殊性，除遵守医院的各项规章制度外，还应制定干眼中心内部的管理规章制度，完备的规章制度是确保干眼中心正常运营的基础。干眼中心的管理制度包括医疗质量管理制度、财务制度和人事制度。

### （一）医疗质量管理制度

1. 医疗安全管理制度　作为公立医院的干眼中心，河南省人民医院干眼中心严格遵循医院制定的18项核心医疗安全管理制度以保障医疗安全，分别是首诊负责制度、三级查房制度、会诊制度、值班和交接班制度、疑难病例讨论制度、急危重患者抢救制度、术前讨论制度、死亡病例讨论制度、分级护理制度、手术安全核查制度、手术分级管理制度（授权）、新技术和新项目准入制度、危急值报告制度、病历管理制度、抗菌药物分级管理制度、临床用血审核制度、信息安全管理制度、查对制度。

2. 工作人员管理制度　河南省人民医院干眼中心的团队由医、技、护组成，由中心主任直接管理。医、技、护严格落实各自岗位职责，严格执行各项规章制度、技术操作规程。

3. 诊疗区域管理制度　河南省人民医院干眼中心的诊疗区域包括门诊诊室、综合检查室、泪液分析室、综合治疗室及IPL治疗室，各区域严格执行医院感染管理、医疗废物管理等制度；各检查、治疗设备设专人管理，定期对仪器设备进行维护，设备需要维修时,专人联系厂家,以保障设备正常运转。

**4. 病案管理制度**　干眼中心医师严格执行病案管理制度,规范书写门诊病历。门诊病历由患者家属负责保存,对于典型、特殊病例,干眼中心医师为患者建立专科病例,进行登记编号,并设专柜保管,方便复查时及时了解患者就诊及治疗情况。

**5. 患者安全管理制度**　干眼中心专科护士及技师在对患者进行检查及治疗时严格执行查对制度,核对患者姓名、年龄、性别、病历号、眼别等基本信息。检查、治疗前告知患者注意事项,如行双眼表综合分析检查、荧光素钠染色检查前,告知患者佩戴隐形眼镜须摘下;IPL 治疗前填写治疗知情同意书,了解患者治疗禁忌证,治疗时根据患者疼痛耐受度调整能量,确保患者安全,防止不良事件发生。

**6. 药房管理制度**　包括药房工作制度、药品遴选制度、抗菌药物临床使用管理制度、药品采购供应管理制度、药品储存制度、药品效期管理制度、高危药品管理制度、急救药品管理制度、药品质量管理制度及药品质量问题报告和处理流程、药品调剂制度、处方管理制度、合理用药管理制度、用药错误登记报告制度、药品不良反应和药品损害事件报告制度、退药管理制度。河南省立眼科医院设有独立的眼科药房,药房工作人员严格执行《中华人民共和国药品管理法》《医疗机构药事管理暂行规定》《处方管理办法》等相关的法律法规,加强药品质量管理,保证用药安全有效。干眼患者用药一经眼科药房发出,非药品质量问题不退不换。

**7. 消毒供应室工作制度**　河南省人民医院设有消毒供应室,供应室工作人员执行医院相关工作制度。河南省人民医院干眼中心可重复使用的诊疗器械、器具等物品的回收、清洗、消毒、灭菌和供应统一由医院消毒供应室负责。河南省人民医院干眼中心与消毒供应室工作人员每周一、三、五共同核对消毒器械的数量、种类,并使用医院消毒供应系统上报,器械送回后再次清点器械数量,确保无误。使用前检查消毒灭菌包是否符合标准,过期或未达到灭菌标准时,重新送消、灭菌。

**8. 医院感染管理制度**　河南省人民医院干眼中心工作人员严格执行医院的手卫生制度及标准预防,并做好职业防护。

**9. 医疗废物管理制度**　干眼中心每个诊室、检查室及治疗室设置医疗废物收集容器(黄色污物袋)并定点放置,每天医疗废物袋装满 3/4 时即统一由医院清洁工人包装密封、转运至医疗废物处理场并集中进行处理。

**(二)财务制度**

河南省人民医院干眼中心前期投入如设备采购、装修等均已完成,目前财务方面考虑的主要是运营预算及收支平衡点。作为公立医院的干眼中心,河南省人民医院干眼中心团队人员的基本薪资和绩效由医院相关部门统一发放,因此人工成本预算不在运营预算范围内。目前河南省人民医院干眼中心的运营预算主要是宣传运营以及未来采购新的仪器、设备等固定资产支出。此外,由于公立医院每月会对干眼中心进行财务考核,因此,在收支平衡的基础上,如何增加收入也是河南省人民医院干眼中心未来的工作重点之一。

### (三)人事制度

河南省人民医院干眼中心人事招聘统一由医院人事处负责,人员招聘需符合人事处发布的招聘方案。河南省人民医院干眼中心严格执行医院的职工出勤考核管理规定、职工请休假管理规定等人事制度,享受法定节假日、婚假、产假、哺乳假和公休假等假期福利,同时严格执行请假制度,无故缺岗、迟到、早退者,报送人事处。

公立医院的各项制度很全面,由于干眼中心不同于别的科室,在引用医院院内规章制度的基础上,有的要适时修改,制订出符合干眼中心的管理制度,如干眼专科护士的岗位职责、感染控制的人员架构等。中心管理制度制定后,需要建立奖罚机制和岗位自查机制,责任到岗到人,使管理制度有效执行。

## 八、运营

### (一)平台运营

河南省立眼科医院干眼中心依托河南省人民医院成立,干眼中心虽然没有搭建自身的官方网站,但是也注重运营与宣传。在"河南省人民医院官方号"和"河南省立眼科医院"的微信公众号上发表科普文章,宣传干眼中心及相关诊疗技术。在排版上,突出文章的标题,与正文形成差异化,并用颜色加粗、背景色标记等技巧突显文中关键内容及关键词,让读者能快速抓住重点;在写作内容上,河南省人民医院干眼中心将专业性放在第一位,文章推送前需由干眼中心主任审核,确保文章内容权威可信;在选题上,注意紧跟热点,与时俱进,如"《狂飙》高启强同款'绝症'你可能也有!""眼科医生:不要慌,做到这几点还有救!"等;在写作形式上,注重将文字、图片、音频及视频多种形式结合,使内容视觉化,增加干眼人群的阅读体验和情感共鸣。在推文的末尾,点击往期精彩回顾,可查看与干眼内容相关的文章链接,增加曝光率。

### (二)患者运营

干眼专科医师在坐诊时,以患者的需求为前提,想患者所想,详细解答患者提出的问题,认真对待每一位就诊患者,让患者得到医生理解和获取专业知识的同时,情绪得到释放和缓解。干眼中心还与心理科、风湿免疫科、内分泌科建立多学科合作关系,对于疑似有焦虑/抑郁的患者,干眼医生给予患者填写相应的心理筛查量表,并根据筛查结果制订下一步的治疗方案;对于怀疑全身病(如风湿免疫病和内分泌疾病)的患者,干眼医生开具初步检查,待结果回示后酌情考虑治疗方案,必要时联合内科医生共同进行诊治。

为更好地传播患教知识,河南省人民医院干眼中心采用形式多样化的宣教方法,使患者多渠道获取健康知识。

(1)撰写干眼科普书籍《听医生说干眼》,向更多的人宣传干眼知识,让更多的人认识干眼、了解干眼,并学习管理干眼。

(2)打造科普宣教墙(图 12-23)。科普宣教墙分左、中、右三列,方便患者候诊时浏览。左侧内容主要以漫画的形式普及干眼知识,如什么是干眼、干眼的发病原因、高危人群等,让初来干眼中心的患者对干眼有一个基础、全面的认识;中间主要展示干眼中心近年来的荣誉及成果,一方面增加患者对河南省人民医院干眼中心的信任,另一方面鞭策河南省人民医院干眼中心团队不断努力、进步,争取获得更多的成果与荣誉;右侧主要介绍河南省人民医院干眼中心开展的治疗项目,使患者在接受治疗前对干眼治疗方法有初步的了解,提高其治疗依从性。

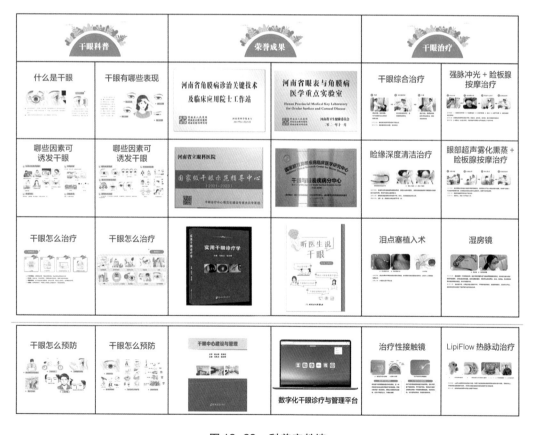

图 12-23　科普宣教墙

（3）参加电视节目访谈（图12-24），向老百姓普及干眼知识。如参加河南省卫生健康委员会主办、医药卫生报社出品的栏目《健康访谈》"眼睛干涩就想来一滴眼药水？专家教您真正的护眼法。"

（4）参加6月6日全国爱眼日义诊活动，现场科普爱眼护眼知识（图12-25）。

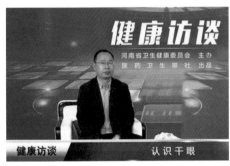
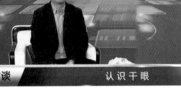

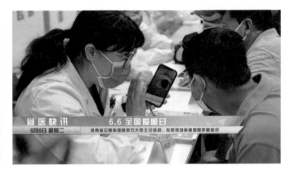

图12-24　电视节目访谈　　　　　　　图12-25　义诊活动

（三）管理运营

结合临床和科研工作需要，河南省人民医院干眼中心联合高校、公司共同设计与研发了数字化干眼诊疗与管理平台，服务医人员和患者，在满足传统就医的基础上，搭建医务人员与患者之间的沟通桥梁。数字化干眼诊疗与管理平台分为患者端（公众号）和医护端（PC端、iPad端和APP端）。

目前医院电子系统仅能满足干眼患者院内就诊的需要，在患者院内就诊前与就诊后亦需要一些医学干预。数字化干眼诊疗与管理平台患者端借助微信公众号和小程序，在系统内可实现以下内容。①在线筛查：借助干眼问卷自测是否患有干眼及严重程度。②在线咨询：推荐医院或医生，线上图文、电话或视频咨询及就诊。③健康科普：了解干眼相关科普知识。④病历查阅：查看在线筛查结果和院内就诊病历信息。⑤居家管理：线上指导如何正确使用滴眼液以及居家进行睑板腺按摩、热敷、冷敷等物理治疗。⑥智能复诊提醒：及时推送复诊消息，提醒复诊。

医护PC端主要供医师使用，提供规范化干眼诊疗模板，包括干眼问卷、危险因素、相关病史、检查、诊断和治疗模块，从问卷、危险因素到病史，实现干眼医师便捷、准确地完成诊治工作；从检查结果开具到上传，便于技师快速、高效地完成检查工作；从治疗项目的开具到治疗结果的登记，方便护士高速、精确地上传治疗结果，使临床工作更加规范化、流程化、便捷化；同时通过一键提醒服务推送至患者端，方便患者下次复诊。

医护 iPad 端主要供技师和护士使用,技师和护士可直接从平板端查看医师对患者开具的检查或院内治疗医嘱,完成患者的检查或治疗后,上传检查报告或治疗结果到平台,实现医、护、患三方信息共享,便于医师与患者沟通病情,制订治疗方案,使临床诊疗工作更加规范化和流程化;同时便于临床数据收集信息化,实现无纸化办公。

医务人员 APP 端供干眼医护人员使用,借助手机 APP 可满足医护人员院外管理干眼患者,随时随地在线答疑,与患者之间实现良好互动;同时可在线学习干眼相关前沿知识,实现医护同行在线沟通交流,提升自身学术素养,促进干眼工作高质量发展。

数字化干眼诊疗与管理平台为医生提供规范化干眼诊疗模板,提高干眼诊疗的精准性,实现干眼诊疗的专业化、规范化和数字化;便于医、护、患三方实时了解患者病情变化和治疗效果,实现信息共享和有效沟通;打破患者院外管理困难的僵局,实现干眼患者慢病管理的便捷化、高效化、持久化;借助本系统建立的干眼专病数据库,实现海量干眼患者诊疗数据的信息化管理,促进科研工作的顺利开展;满足患者在线进行干眼筛查和咨询,了解干眼相关知识,随时随地查阅病历了解自身病情情况,并在医生的指导下做好居家护理,借助智能提醒复诊服务实现就医的便捷化。

### (四)品牌运营

为打造良好品牌,河南省立眼科医院构造具有自己特色的视觉形象系统(图 12-26)。站在眼科楼门前,大楼外这个富有寓意的标志,以眼睛英文"EYE"中的首写字母"E"作为核心元素,交叉重叠,并融入汉字篆书的"中"字造型和阿拉伯数字"1",寓意河南省立眼科医院立足中原,力争一流。红、蓝、绿三色构成的立体视力表,也象征着全院医护

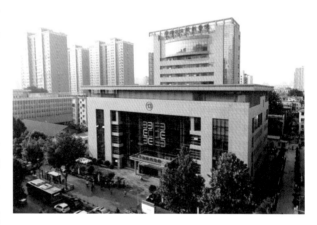

图 12-26 河南省立眼科医院

人员以一流的医疗技术为患者营造色彩斑斓的美好视界。眼科道路指示牌、文件、公众号图标等统一采用河南省立眼科医院红色标志,以深红色为核心的标准色彩,创造独特的河南省立眼科医院形象,增强大众认知度,宣传眼科医院文化。

## 第二节　开封市眼病医院干眼中心建设经验分享

开封市眼病医院是豫东地区较早开展干眼诊疗的机构,2015年眼表综合分析仪的引进是该院干眼规范化诊疗的开始。随着干眼患者的不断增加,2017年开封市眼病医院开展了超声雾化熏蒸治疗,2019年开展了IPL治疗,较大程度地满足了干眼患者的治疗需求。2020年12月开封市眼病医院开设开封市首家干眼中心(图12-27)。

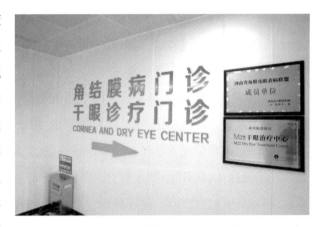

图12-27　开封市眼病医院干眼中心

为进一步规范干眼诊疗流程,经过不断学习与探索,2021年12月开封市眼病医院从团队建设、场地、药品设备配置、诊疗项目等方面进行了进一步的规划、设计及建设,在此简单分享开封市眼病医院干眼中心建设经验。

### 一、医技护一体化团队

开封市眼病医院干眼中心诊疗团队(图12-28)现由主任医师1人、副主任医师1人、主治医师1人、眼科技师1人及专科护士2人组成。在干眼中心建设初期,团队组成及建设还需要逐步优化,在人员紧张的情况下,医、技、护既要做好自己本职工作,又要一人分饰不同角色,灵活机动,保证有条理、高效完成工作。

（一）医生

开封市眼病医院干眼中心有2名医生出诊,其中1名为干眼专病医师。医生指导患者填写OSDI问卷,通过询问病史、裂隙灯检查(图12-29)等进行病历书写,并根据患者病情开具相应的干眼检查。

（二）技师

开封市眼病医院干眼中心有1名眼科专科技师,能熟练掌握干眼相关检查设备的使用(图12-30),出具真实、可靠的检查报告,辅助医生进行干眼诊疗。此外,技师还负责设备的管理及定期保养。

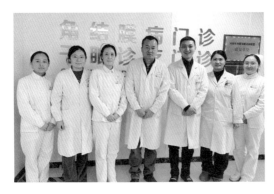

图 12-28　医技护一体化团队

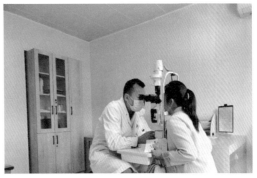

图 12-29　医生进行裂隙灯检查

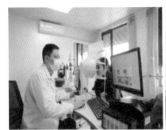 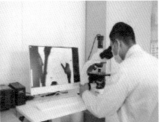 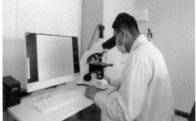

图 12-30　技师进行干眼相关检查

（三）护士

开封市眼病医院干眼中心有 2 名护士专职进行干眼治疗工作，能熟练并规范操作干眼治疗设备，给患者提供安全、有效的治疗。护士除了完成治疗工作以外，还负责干眼病门诊患者接诊、登记、收费、预约复诊和医疗耗材领用、登记及存放等工作（图 12-31）。

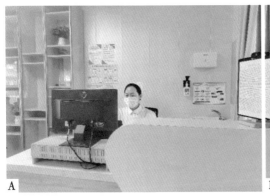 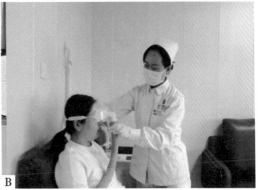

A. 护士在前台登记、收费；B. 护士做超声雾化熏蒸治疗

图 12-31　护士提供干眼相关服务

## 二、场地

### (一)干眼门诊诊室

开封市眼病医院干眼中心设立 2 个诊室(图 12-32),医生于诊室内进行病史采集、干眼问卷调查、裂隙灯检查、开具相关干眼检查等工作。

### (二)综合检查区

开展的常规检查项目有眼表综合分析检查(非接触泪膜破裂时间、泪河高度、睑板腺成像、眼红分析、脂质层分析),眼前节照相,泪液蕨样变试验检查(图 12-33)。

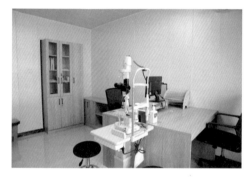

图 12-32　干眼中心门诊诊室

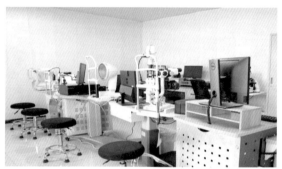

图 12-33　综合检查区

### (三)微生物检查区

开展的微生物检查项目有螨虫镜检、结膜囊细菌涂片、结膜印迹细胞学检查、活体共聚焦显微镜检查(图 12-34)。

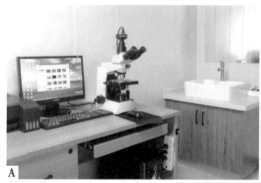

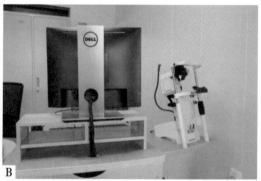

A.螨虫镜检;B.活体共聚焦显微镜检查

图 12-34　微生物检查区

## （四）综合治疗区

开封市眼病医院干眼中心绝大部分治疗项目在综合治疗区（图12-35）完成，如超声雾化熏蒸治疗、睑板腺按摩、热敷、冷敷、泪道冲洗等，综合治疗区配备有舒适的沙发，给患者提供舒适的治疗环境。

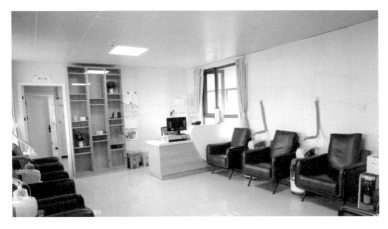

图 12-35　综合治疗区

## （五）IPL 和睑缘深度清洁治疗室

因 IPL 操作时光线较强，为给患者一个安全舒适的环境，并考虑到私密性，故把 IPL 治疗放在单独的房间进行操作。IPL 治疗前需清洁面部，因此开封市眼病医院干眼中心配备了洗手液、洁面乳、擦脸纸巾，给患者带来良好的治疗体验。根据治疗项目的需要，治疗室配有治疗车和治疗床，其中治疗车上放置耦合剂、无菌纱布块、棉签、治疗登记本等物品。睑缘深度清洁操作需患者仰卧位，但开封市眼病医院干眼中心场地有限，故睑缘深度清洁治疗也在此室治疗床上进行（图12-36），与 IPL 治疗错开时间。

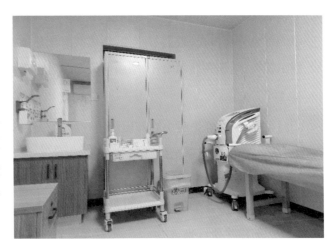

图 12-36　IPL 和睑缘深度清洁治疗室

## （六）候诊区和宣教区

开封市眼病医院干眼中心在治疗室外设立宽敞的候诊区,配备了饮水机、自助缴费机、电视等,患者在候诊时可以观看电视上播放的科普视频了解干眼相关诊疗（图12-37）。

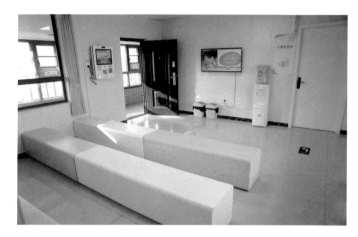

图12-37　候诊区和宣教区

## 三、开展的项目

### （一）检查项目

开封市眼病医院干眼中心开展的检查项目有裂隙灯检查、荧光素染色泪膜破裂时间、非接触性泪膜破裂时间、泪河高度、脂质层分析、睑板腺照相、眼红分析、荧光素钠染色、眼表综合分析检查、眼前节照相、活体共聚焦显微镜、角膜地形图检查、泪液蕨样变试验、螨虫镜检、结膜囊细菌涂片、结膜印迹细胞学检查等。

### （二）治疗项目

开封市眼病医院干眼中心开展的治疗项目有睑板腺按摩、眼部热敷、眼部冷敷、睑缘深度清洁、超声雾化熏蒸治疗、IPL治疗、泪点栓塞治疗、湿房镜等。

开封市眼病医院干眼中心在开展治疗项目时,有睑板腺按摩、超声熏蒸雾化、IPL治疗和睑缘深度清洁等单项治疗项目（图12-38）,也有多个治疗项目联合治疗以增加治疗效果,不同的治疗项目收费不一样,患者有更多的选择空间,在保证患者有良好治疗效果的基础上,干眼中心也有一定的收益。具体治疗项目如下。

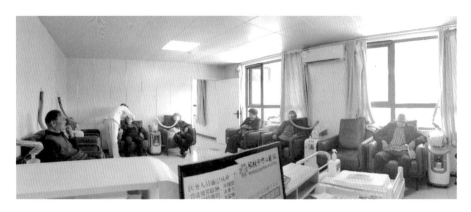

图 12-38　患者在接受干眼治疗

1. **超声雾化熏蒸**　开封市眼病医院干眼中心采用的是西药超声雾化熏蒸（图 12-39），熏蒸液为灭菌注射用水和玻璃酸钠滴眼液的混合液（25 mL：5 mL），熏蒸温度为 40 ℃左右，时间为 20 min，另外眼罩的密闭性、舒适性也是需要考虑的问题。

2. **睑板腺按摩**　睑板腺按摩的方法有很多种，开封市眼病医院干眼中心多采用的是睑板腺镊按摩（图 12-40），在临床工作中，部分患者因行睑板腺按摩感觉疼痛不能耐受，因此开封市眼病医

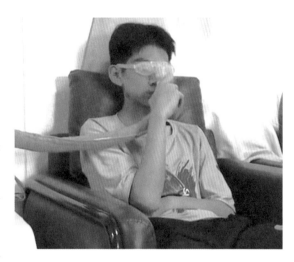

图 12-39　患者在接受超声雾化熏蒸治疗

院干眼中心同时开展了力度较小、疼痛感较小的玻璃棒睑板腺按摩法。在睑板腺按摩治疗前，开封市眼病医院干眼中心多给予患者超声雾化熏蒸、热敷以增加治疗效果。通常情况下，开封市眼病医院干眼中心建议患者每周行 1 次睑板腺按摩，如果病情较重，每周可于医院行 2 次睑板腺按摩，并配合居家手法按摩治疗。

3. **睑缘深度清洁**　开封市眼病医院干眼中心开展睑缘深度清洁（图 12-41），治疗频率会根据具体病情制定，通常为 2 周进行 1 次，并可联合 IPL 脉冲光、睑板腺按摩等治疗，开封市眼病医院白内障合并 MGD、睑缘炎的患者手术前于开封市眼病医院干眼中心行睑缘深度清洁，减少结膜囊污染、减少术后感染等。

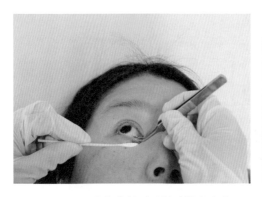 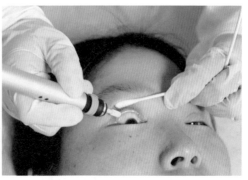

图 12-40　患者在接受睑板腺按摩治疗　　　　图 12-41　患者在接受睑缘深度清洁治疗

4. IPL 治疗　开封市眼病医院干眼中心严格参照《强脉冲光治疗睑板腺功能障碍及其相关干眼专家共识（2022）》规范开展 IPL 治疗（图 12-42），治疗频率为每 2 周进行一次治疗，一个疗程为 4 次，有时会根据病情及治疗效果延长疗程，日均治疗约 20 人次。

5. 冷敷　开封市眼病医院干眼中心选择使用冷敷贴对患者进行冷敷（图 12-43），用于干眼伴有眼表炎症、干眼伴有过敏性结膜炎等患者的单独治疗，也用于强脉冲光、睑板腺按摩干眼治疗之后，以缓解因治疗后引起的疼痛等不适症状，提高患者的治疗舒适感。

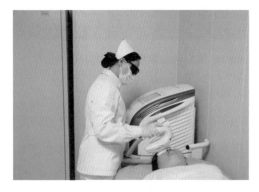 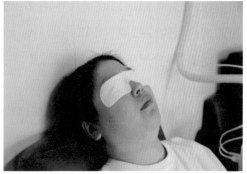

图 12-42　护士为患者做 IPL 治疗　　　　图 12-43　患者在接受冷敷治疗

6. 湿房镜　开封市眼病医院干眼中心配备上海美重湿房镜（图 12-44），美观性患者尚可接受，但屈光不正患者需更换镜片。

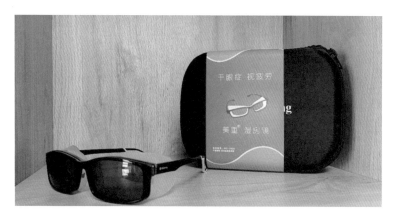

图 12-44　湿房镜

## 四、设备

开封市眼病医院干眼中心在选择设备及耗材时,充分考虑了自身的规模、定位、发展方向、经费预算及开展业务等方面,目前配备的设备及耗材如表12-3。

表 12-3　开封市眼病医院干眼中心的设备及耗材

| 序号 | 设备 | 耗材 |
| --- | --- | --- |
| 1 | 裂隙灯显微镜(上海美沃) | 泪液检测试纸条(天津伊诺) |
| 2 | 干眼综合分析仪(Oculus) | 荧光素钠眼科检测试纸(天津伊诺) |
| 3 | 共聚焦显微镜(高视远望) | 雾化眼罩(美重) |
| 4 | 眼前段数码照相(上海美沃) | 液体敷料(小心眼快闪) |
| 5 | 泪液蕨类试验设备(美重) | 医用冷敷贴(小心眼快闪) |
| 6 | 超声雾化熏蒸仪(英氏医疗) | 眼部清洁液(绚度) |
| 7 | 强脉冲光治疗仪(科医人 M22) | 清洁刷头(美重) |
| 8 | 深度清洁仪(美重) | 除螨湿巾(小心眼快闪) |
| 9 | — | 泪点塞(OASIS) |
| 10 | — | 湿房镜(美重) |

## 五、药物

在药物配备时,干眼中心根据患者数量及门诊规模,优先配备如人工泪液等干眼常用药物,为了满足不同类型及程度的干眼患者,配备了多种干眼药物。在同类药物中,配备了进口、国产等不同价位的药物,满足不同经济状况患者需求,具体见表12-4。

表12-4 开封市眼病医院干眼中心的药物

| 序号 | 药物种类 | 药物 |
|------|----------|------|
| 1 | 润滑眼表促进修复 | 0.1%玻璃酸钠滴眼液(海露) |
| 2 | | 0.3%玻璃酸钠滴眼液(爱丽、普瑞盈) |
| 3 | | 羟丙甲纤维素滴眼液(盈润) |
| 4 | | 聚乙烯醇滴眼液(艾明可) |
| 5 | | 氯化钠滴眼液(润洁) |
| 6 | | 卡波姆凝胶(立宝舒) |
| 7 | | 维生素A棕榈酸酯眼用凝胶(兹养) |
| 8 | | 小牛血去蛋白提取物眼用凝胶(速高捷、睿保特) |
| 9 | | 重组牛碱性成纤维细胞生长因子眼用凝胶(贝复舒凝胶) |
| 10 | | 重组牛碱性成纤维细胞生长因子滴眼液(贝复舒) |
| 11 | | 小牛血去蛋白提取物滴眼液(速高捷) |
| 12 | | 地夸磷索钠滴眼液(丽爱思) |
| 13 | 抗炎类药物 | 溴芬酸钠滴眼液(普罗钠克、叙清) |
| 14 | | 双氯芬酸钠滴眼液(迪非) |
| 15 | | 普拉洛芬滴眼液(普南扑灵、卫晶) |
| 16 | | 0.02%氟米龙滴眼液(氟美童) |
| 17 | | 0.1%氟米龙滴眼液(氟美童) |
| 18 | | 醋酸泼尼松龙滴眼液(百力特) |
| 19 | | 妥布霉素地塞米松滴眼液(典必舒、典舒) |
| 20 | | 妥布霉素地塞米松眼膏(典必殊、典舒) |
| 21 | | 氯替泼诺滴眼液(露达舒) |
| 22 | | 环孢素滴眼液Ⅱ(兹润) |
| 23 | | 他克莫司滴眼液(塔克司) |
| 24 | 抗菌类药物 | 红霉素眼膏(白敬宇) |
| 25 | | 氧氟沙星眼膏(迪可罗) |

## 六、诊疗规范

开封市眼病医院干眼中心参考本书第十章制定了规范的诊疗流程,具体的流程见图 12-45。

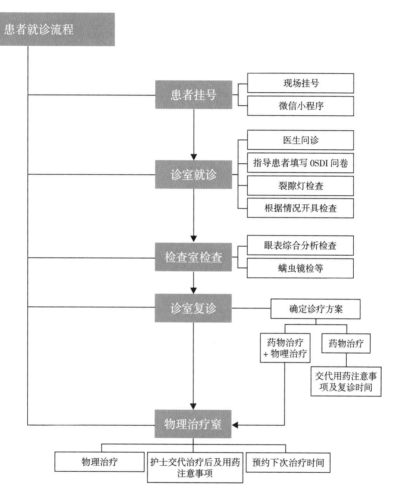

**图 12-45　开封市眼病医院干眼中心诊疗流程**

## 七、制度管理

开封市眼病医院是公立医院,干眼中心严格遵守医院的医疗质量管理制度、人事制度和财务制度,具体参考本书第七、八、九章。

## 八、运营

在"互联网+"的背景下,利用微信官方小程序(图12-46),拓宽干眼患者就医途径,实现诊疗业务线上、线下一体化。

微信公众号上发表干眼科普文章(图12-47),宣传干眼知识。

参加电视节目(图12-48),向社会大众普及干眼知识。

干眼中心人员制作干眼科普视频,宣传干眼知识(图12-49)。

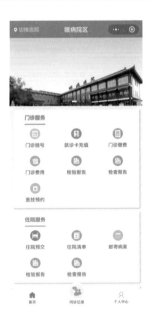

图12-46　微信官方小程序

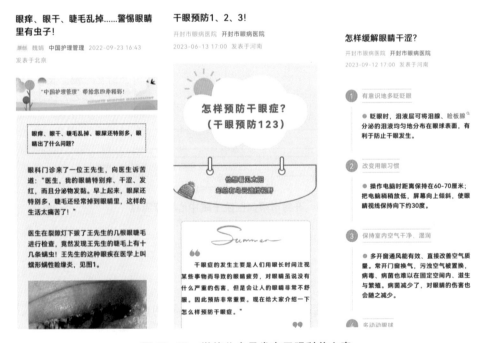

图12-47　微信公众号发布干眼科普文章

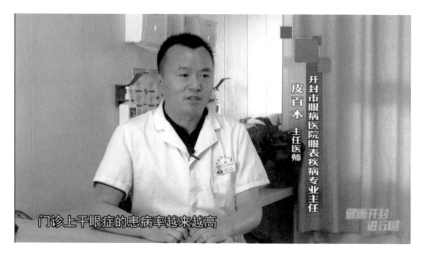

图 12-48　通过电视节目普及干眼知识

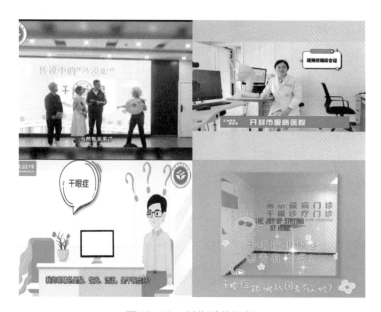

图 12-49　制作科普视频

开封市眼病医院干眼中心在运营中还需要进一步完善、优化、提升,完善干眼慢病管理流程也是未来努力发展的方向。成功的运营对干眼中心的发展至关重要。在信息化高速发展的今天,干眼中心不仅需要利用互联网加强信息化建设,还需要利用各类平台采用多种宣传模式,普及干眼相关知识,提高人们对干眼的认知度。

## 第三节  伊川神州眼科医院干眼中心建设经验分享

伊川神州眼科医院是伊川县唯——家现代化眼科专科医院,于 2015 年在眼科门诊开展基础干眼诊疗,主要的诊疗项目有荧光素染色泪膜破裂时间、Schirmer I 试验、睑板腺按摩及药物治疗。伊川神州眼科医院于 2018 年新增以下诊疗项目:眼表综合分析(荧光素钠染色、泪膜破裂时间、睑板腺成像),眼部 SPA 治疗(雾化、热敷、睑板腺按摩、冷敷);2019 年又新增 E-EYEIRPL 光脉冲干眼治疗。

在前期干眼诊疗基础上,伊川神州眼科医院于 2020 年正式成立干眼中心(图 12-50),以进一步规范诊疗流程和干眼慢病管理。自干眼中心成立后,伊川神州眼科医院干眼患者数量不断增加,治疗满意度和依从性稳步提升。为满足日益增加的患者需求,新增眼表综合分析仪一台(可进行

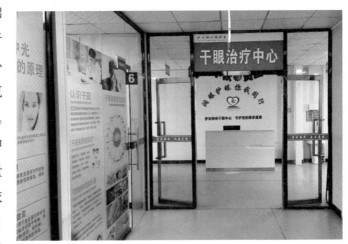

图 12-50　伊川神州眼科医院干眼中心

泪河高度、非干涉性泪膜破裂时间、脂质层、睑板腺开口、睑板腺腺体缺失程度、眼红分析),QUEEN-93 型强脉冲光治疗仪一台。目前干眼门诊日均接诊 50 余人,眼部 SPA 日均治疗 30 余人次,IPL 日均治疗 15 人次。伊川神州眼科医院在干眼中心规范化建设与管理的道路上已经走过 8 年多的历程,一路走来从小到大、茁壮成长、稳步发展,为伊川县众多干眼患者提供了优质的诊疗服务。下面给大家分享伊川神州眼科医院干眼中心的干眼建设与管理经验。

### 一、医技护一体化团队

伊川神州眼科医院干眼中心现有副主任医师 1 人、主治医师 1 人、技师 3 人、专科护士 4 人,组成的"干眼医技护"一体化诊疗团队(图 12-51)。每个岗位责任明确,使忙碌

的工作得以条理、高效地完成。

（一）医生

干眼门诊每天有干眼专病医生坐诊，为每一位患者制订个性化的诊疗方案（图 12-52）。患者就诊前，首先由护士进行干眼问卷调查，医生通过了解患者病史、OSDI 问卷得分、裂隙灯检查情况，开具相应的干眼检查，再根据检查结果为患者制订治疗方案，并给予健康指导。

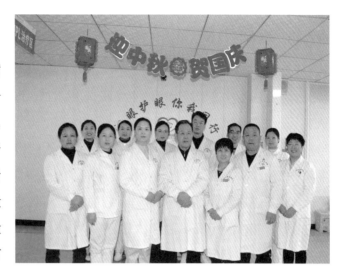

图 12-51　刘运甲院长和干眼中心团队

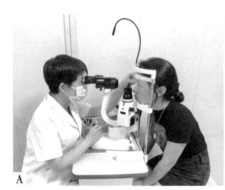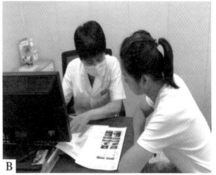

A. 医生在门诊进行裂隙灯检查；B. 医生与患者沟通病情

图 12-52　医生为患者行干眼诊疗

（二）技师

伊川神州眼科医院干眼中心有 3 名眼科专科技师进行患者的日常检查工作，每位技师均熟练掌握干眼检查设备的使用方法，在规范、快速地完成干眼检查的同时，出具可靠、真实的检查报告辅助医生进行干眼诊疗（图 12-53）。

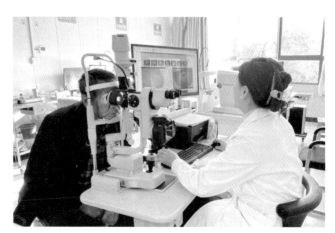

图 12-53　技师行双眼表综合分析检查

由于技师日常接触检查设备较多,对设备比较了解,因此干眼中心检查设备的维护主要由技师负责,保障设备的正常运转,实现一职多责,充分利用人力资源。

(三)护士

干眼物理治疗是干眼治疗的重要环节,伊川神州眼科医院干眼中心有 4 名护士专职从事干眼物理治疗工作,负责干眼患者的登记、建档,询问患者有无治疗禁忌证,治疗前与患者沟通治疗目的,治疗期间询问有无不适,治疗结束后向患者告知治疗后的注意事项和居家治疗的方法,并预约下次治疗时间,告知按时进行治疗。

每位护士均熟练掌握每项物理治疗的操作方法,保障治疗的规范、安全、有效。护士除完成日常基础治疗以外,还负责患者接待、登记、咨询、随访、科普视频制作、干眼中心业务宣传工作,同时负责干眼中心医疗耗材领用、登记存放工作,保证耗材供应充足(图 12-54)。

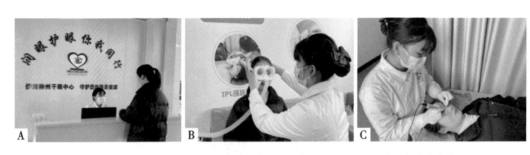

A. 护士在前台接待、登记;B. 护士行超声雾化熏蒸治疗;C. 护士行睑缘深度清洁治疗

图 12-54　护士行干眼相关服务

伊川神州眼科医院干眼中心医、技、护各司其职,相互配合,护士和技师及时向医生反映检查治疗中存在的问题,医生定期组织干眼讨论会,根据治疗规范要求,及时解决问题,完善治疗方案,优化诊疗流程,进而提高干眼中心医技护团队合作能力和服务能力,为患者提供更高水平的诊疗服务。

## 二、场地

伊川神州眼科医院干眼中心占地 150 m² 左右,整体划分为三个区域:门诊诊室及候诊区,检查区及治疗区,其中诊室 1 间、检查室 1 间、处置室 1 间、治疗室 4 间。门诊诊室及候诊区、检查区在二楼,治疗区在三楼(图 12-55)。

(一)干眼门诊

2020 年,伊川神州眼科医院干眼门诊成立,门诊现有 1 名副主任医师、1 名主治医师

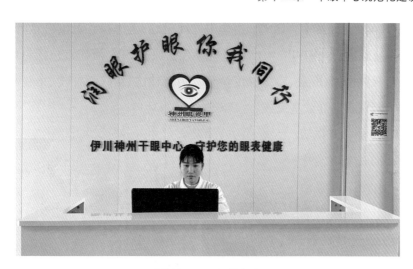

图 12-55 干眼中心

轮流坐诊,日均接诊 50 余人。患者的问诊、视力检查、裂隙灯检查均在干眼门诊诊室进行(图 12-56)。

(二)干眼中心检查区

伊川神州眼科医院干眼中心开展的干眼相关检查均在一间检查室内进行,包括 Schirmer I 试验、眼表综合分析检查、角膜地形图及眼前段照相等(图 12-57)。为避免交叉感染,螨虫镜检放置在单独检查区域。

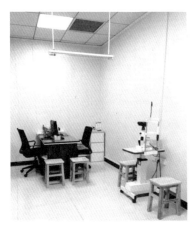
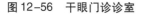

图 12-56 干眼门诊诊室

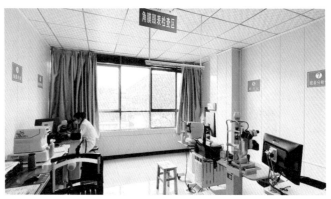

图 12-57 检查区

(三)干眼中心治疗区

伊川神州眼科医院干眼中心的治疗区主要分为三部分:1 间 IPL 治疗室、3 间眼部

SPA 治疗室、1 间眼科处置室。因 IPL 工作时光线较强,考虑操作的安全性和私密性,因此把 IPL 放在单独的房间即 IPL 治疗室进行操作。眼部 SPA 治疗室包括超声雾化熏蒸治疗、热敷、睑板腺按摩、冷敷、睑缘深度清洁。泪道冲洗、结膜囊冲洗、角膜异物剔除等眼科治疗项目则在眼科处置室完成。

1. IPL 治疗室　IPL 治疗室(图 12-58)配备有治疗床和治疗车,治疗车放置治疗盘、无菌纱布、棉签、玻璃棒、睑板腺镊子、遮光眼罩、耦合剂、登记本,洗脸台和镜子,洗脸台放置洗手液、洁面乳、洁面巾、护肤霜等物品。

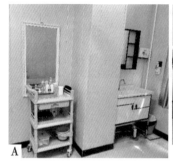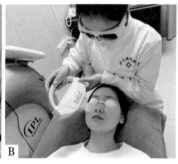

A. IPL 治疗室;B. 护士行 IPL 治疗

图 12-58　强脉冲光治疗室

2. 眼部 SPA 治疗室　眼部 SPA 治疗室包含了 2 个部分,包括眼部 SPA 区和睑板腺按摩区。SPA 区可同时 10 人进行雾化,睑板腺按摩区可完成睑板腺按摩、睑缘深度清洁,按摩床床头可升降,可根据患者需要进行头颈部高低的调整。SPA 治疗室能够完成超声雾化熏蒸、热敷、睑板腺按摩、冷敷一个完整的治疗过程,无须患者来回更换治疗房间,给患者提供便捷、明亮的治疗环境(图 12-59)。

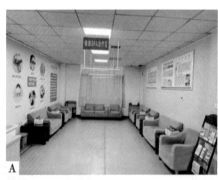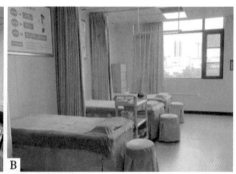

A. 眼部 SPA 区;B. 睑板腺按摩区

图 12-59　眼部 SPA 治疗室

(四)干眼中心候诊区

治疗室外设立了候诊区,配备了沙发、电视、展架、干眼健康科普手册等。电视为候诊患者循环播放由干眼中心护士自行拍摄的干眼科普视频,以通俗易懂的语言向患者普及干眼知识；展架上放置了干眼健康科普手册供患者随时取阅（图12-60）。

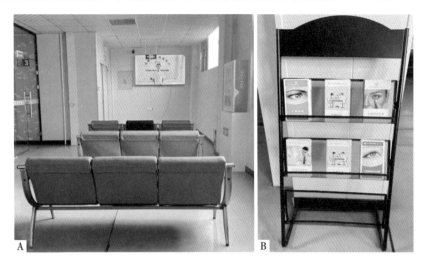

A.候诊区；B.展架上放置的干眼健康科普手册

**图12-60　干眼中心候诊区**

### 三、开展的项目及相关设备耗材

1. 开展的项目

（1）检查项目：裂隙灯检查、Schirmer I 试验、非干涉性泪膜破裂时间、泪河高度、脂质层分析、睑板腺照相、睑缘开口拍照、眼红分析、活体染色拍照、眼表综合分析检查、眼前段照相、OCT、角膜地形图、螨虫镜检等。

（2）治疗项目：超声雾化熏蒸、眼部热敷、睑板腺按摩、眼部冷敷、睑缘深度清洁、IPL治疗、湿房镜、绷带镜、泪点栓塞治疗等。

2. 相关设备及耗材　具体见表12-5。

表12-5　伊川神州眼科医院的设备及耗材

| 序号 | 设备 | 耗材 |
|---|---|---|
| 1 | 裂隙灯显微镜（重庆瑞宇） | 雾化眼罩（医心演绎） |
| 2 | 双眼表综合分析仪（康华） | 热奄包（慧睦堂） |
| 3 | 角膜地形图仪（深圳科裕康） | 热奄包（悦家） |
| 4 | 强脉冲光治疗仪（科以康） | 医用冷敷贴（爱视力） |
| 5 | 强脉冲光治疗仪（武汉-奇致） | 清洁棉片（慧睦堂） |

续表 12-5

| 序号 | 设备 | 耗材 |
|---|---|---|
| 6 | 超声雾化熏蒸仪(医心演绎) | 茶树精油护眼贴(悦家) |
| 7 | 超声雾化熏蒸仪(粤华) | 4-松油醇棉片(慧睦堂) |
| 8 | 深度清洁仪(OCUFACE) | 睑刷(OCUFACE) |
| 9 | OCT(深圳斯尔顿) | 医用创面液体敷料(OCUFACE) |
| 10 | 眼前段照相(重庆瑞宇) | |

## 四、药物

伊川神州眼科医院干眼中心配备了较全的治疗药物,见表 12-6。

表 12-6　伊川神州眼科医院的药物

| 序号 | 药物种类 | 药物 |
|---|---|---|
| 1 | 人工泪液 | 羟糖甘滴眼液(新泪然) |
| 2 | | 0.1%玻璃酸钠滴眼液(润彤) |
| 3 | | 0.3%玻璃酸钠滴眼液(爱丽) |
| 4 | | 聚乙烯醇滴眼液(瑞珠) |
| 5 | | 羟丙甲纤维素滴眼液(乐适) |
| 6 | | 地夸磷索钠滴眼液(丽爱思) |
| 7 | 抗炎类药物 | 溴芬酸钠滴眼液(叙清) |
| 8 | | 双氯芬酸钠滴眼液(晶奇) |
| 9 | | 普拉洛芬滴眼液(普南扑灵) |
| 10 | | 0.02%氟米龙滴眼液(氟美童) |
| 11 | | 妥布霉素地塞米松眼膏(典舒) |
| 12 | | 妥布霉素地塞米松滴眼液(典必殊) |
| 13 | | 环孢素滴眼液(Ⅱ)(兹润) |
| 14 | 修复类药物 | 小牛血去蛋白提取物眼用凝胶(睿保特) |
| 15 | | 维生素 A 棕榈酸酯眼用凝胶(兹养) |
| 16 | | 重组牛碱性成纤维细胞生长因子眼用凝胶(贝复舒凝胶) |
| 17 | | 牛碱性成纤维细胞生长因子滴眼液(贝复舒滴眼液) |
| 18 | 抗感染类药物 | 莫西沙星滴眼液(依沐林) |
| 19 | | 加替沙星滴眼液(美清朗) |
| 20 | | 氧氟沙星眼膏(良辰) |

续表12-6

| 序号 | 药物种类 | 药物 |
|---|---|---|
| 21 | 抗过敏类药物 | 萘敏维滴眼液（艾唯多） |
| 22 | | 色甘酸钠滴眼液（郑州卓峰） |
| 23 | 抗疲劳类药物 | 七叶洋地黄滴眼液（施图伦） |

## 五、诊疗规范

为了方便患者就诊，干眼中心制作了就诊流程图（图12-61），使流程一目了然，同时每一步也做了详细解释。

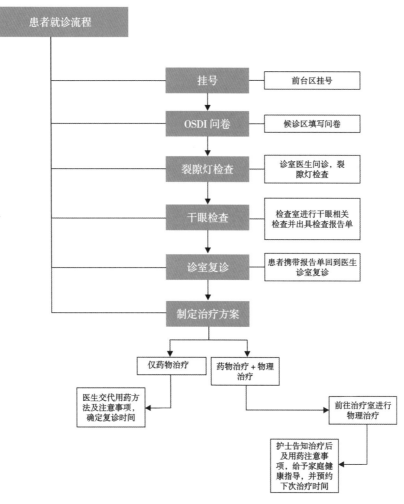

图 12-61　伊川神州眼科医院干眼中心诊疗流程

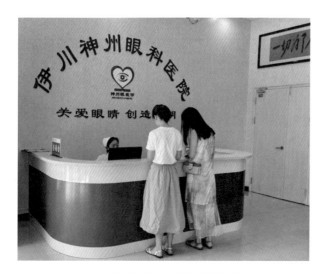

**图 12-62　患者现场挂号**

1. 挂号　患者现场挂号（图 12-62）。

2. 问卷调查　患者到院后在候诊期间护士指导患者完成干眼问卷调查表的填写（图 12-63）。

**OSDI 问卷调查表**（请在相应数字后面打"√"）

您的眼部有以下不适症状吗？

| 眼部主观症状 | 一直 | 经常 | 一半时间 | 偶尔 | 无 | 眼部主观症状 | 一直 | 经常 | 一半时间 | 偶尔 | 无 |
|---|---|---|---|---|---|---|---|---|---|---|---|
| 1、眼睛干涩 | 4 | 3 | 2 | 1 | 0 | 4、眼皮发紧、睁眼困难 | 4 | 3 | 2 | 1 | 0 |
| 2、异物感 | 4 | 3 | 2 | 1 | 0 | 5、看东西一会儿清楚，一会儿不清楚 | 4 | 3 | 2 | 1 | 0 |
| 3、眼酸、眼痛 | 4 | 3 | 2 | 1 | 0 | | | | | | |

您在做以下事情时眼部有不适吗？

| 用眼习惯 | 一直 | 经常 | 一半时间 | 偶尔 | 无 | 用眼习惯 | 一直 | 经常 | 一半时间 | 偶尔 | 无 |
|---|---|---|---|---|---|---|---|---|---|---|---|
| 6、阅读时 | 4 | 3 | 2 | 1 | 0 | 8、玩电脑、手机、看电视时 | 4 | 3 | 2 | 1 | 0 |
| 7、夜间开车时 | 4 | 3 | 2 | 1 | 0 | 9、熬夜或失眠时 | 4 | 3 | 2 | 1 | 0 |

您在以下环境中眼部有不适吗？

| 用眼环境 | 一直 | 经常 | 一半时间 | 偶尔 | 无 | 用眼环境 | 一直 | 经常 | 一半时间 | 偶尔 | 无 |
|---|---|---|---|---|---|---|---|---|---|---|---|
| 10、干燥的房间或空调房里 | 4 | 3 | 2 | 1 | 0 | 12、有风时 | 4 | 3 | 2 | 1 | 0 |
| 11、日光或亮度过强的灯光下 | 4 | 3 | 2 | 1 | 0 | | | | | | |

总分：（　　　　）　　　　　　干眼程度：（　　　　　）

OSDI 评分 =25× 得分总和 / 所回答问题总数，得分 0~100 分。正常 0~12 分；轻度干眼 13~22 分；中度干眼 23~32 分；重度干眼 33~100 分。

**图 12-63　干眼中心 OSDI 问卷**

3.**问诊及裂隙灯检查**　患者问卷填写结束进入诊室后,医生通过问诊,询问主诉、现病史,补充问卷、主诉和现病史中没有涉及的问题,如生活习惯、工作方式、环境、眼部因素、眼手术相关因素、全身因素、过敏史、药物相关因素等危险因素,从详细问诊中提取对诊断有用的信息。伊川神州眼科医院干眼病门诊病历如下(图 12-64)。

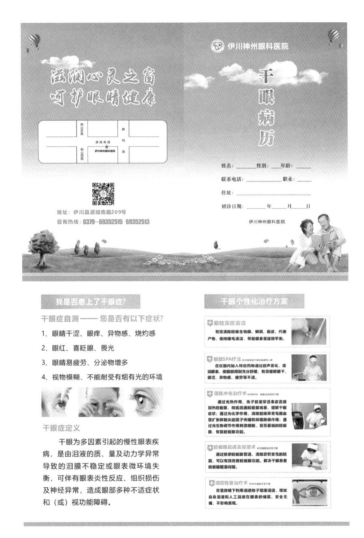

图 12-64　干眼中心门诊病历

医生问诊结束后,进行裂隙灯检查。根据患者主诉和裂隙灯检查情况,怀疑为干眼的,要进行干眼相关检查,确定干眼类型。裂隙灯检查流程见图 12-65 。

4.**干眼相关检查**　医生通过 OSDI 评分、详细的问诊及裂隙灯检查结果,在详细地了解了患者的疾病情况后开具干眼相关检查(图 12-66)。

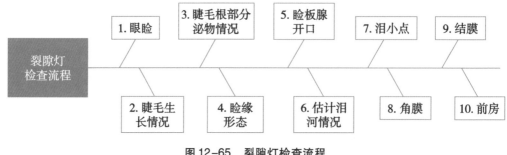

图 12-65　裂隙灯检查流程

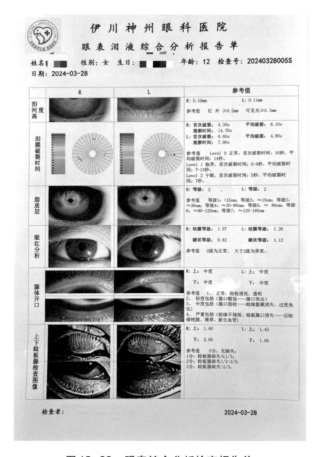

图 12-66　眼表综合分析检查报告单

5. 诊断、鉴别诊断、分型及分度　干眼的诊断、鉴别诊断、分型和分度在第十章已经阐述,在此不再赘述。

6. 治疗　在确诊干眼后,医生根据患者的眼部情况制定相应的治疗方案。除药物治疗外,还有物理治疗和手术治疗,目前伊川神州眼科医院干眼中心尚未开展干眼的手术治疗。物理治疗多适用于蒸发过强型干眼患者,门诊开展较多。现将伊川神州眼科医院干眼中心开展干眼治疗项目做以下分享。

（1）睑板腺按摩：睑板腺按摩通常与超声雾化、热敷、冷敷、IPL 或深度清洁联合治疗，这样在提高舒适度的同时，还能增加治疗效果。伊川神州眼科医院干眼中心常用玻璃棒睑板腺按摩法（图 12-67），睑板腺镊按摩较少。治疗前核对姓名，沟通治疗目的，询问有无药物过敏史。按摩前可酌情使用表面麻醉剂，嘱患者取仰卧位，不要随意转动眼球，以免损伤角膜；按摩时从内眦到外眦，沿睑板腺中央导管末端向睑板腺开口方向按摩，每眼上下眼睑按摩 3 遍，按摩过程中询问患者有无不适，按摩力度以患者耐受力而定，不宜过重；按摩后用生理盐水冲洗结膜囊，清洁棉片清洁睑缘，滴入氯霉素滴眼液或使用妥布霉素地塞米松眼膏涂抹睑缘。治疗结束后记录排出睑酯的性状、睑板腺开口堵塞情况以及睑缘情况（图 12-68）。最后告知注意事项：按摩后 24 h 内禁止热敷，一少部分患者按摩后会有短暂的异物感，一般 1 ~ 2 d 内自行消失；改善不良生活习惯，做好家庭护理。

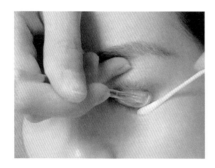

图 12-67　玻璃棒睑板腺按摩

| 睑板腺按摩记录表 | | | | | | |
|---|---|---|---|---|---|---|
| 日期 | | 睑酯性状 | 眼别 | | 量 | 眼别 |
| | | | 右 | 左 | | 右 | 左 |
| 姓名 | | 清亮 | | | 少 | | |
| 年龄 | | 混浊 | | | 中 | | |
| 性别 | | 白黏、黄黏 | | | 多 | | |
| | | 牙膏状 | | | 无 | | |
| 治疗师 | | | 备注 | | | |

图 12-68　睑板腺按摩记录表

（2）睑缘深度清洁：伊川神州眼科医院干眼中心于 2020 年开展睑缘深度清洁（图 12-69），主要针对睑缘睫毛鳞屑痂皮较多、长期化眼妆女性、睑板腺开口阻塞严重的患者，通常 1 月 1 次。治疗前做好沟通工作，协助患者取仰卧位，用医用创面液体敷料清洁患者眼周皮肤；组装清洁仪，接通电源；将球形刷头浸入清洁液内 15 s 后，打开清洁仪开关，根据睑

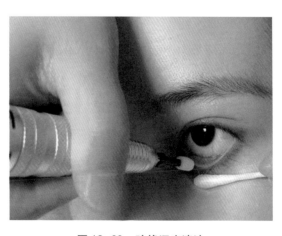

图 12-69　睑缘深度清洁

缘情况,调节合适转速;嘱患者向下看,向上轻拉上眼睑,露出上睑缘,执笔式握住手柄前端,用完全浸湿的棉头顶端清洁睑缘,从内眦至外眦,匀速移动,重复2~4次,持续15~20 s。以同样的方式清洁下睑缘。结束后,用生理盐水冲洗结膜囊,清洁棉片清洁睑缘,妥布霉素地塞米松眼膏涂抹睑缘。过程中询问患者有无不适,若有不适,立即停止。

(3)眼部超声雾化熏蒸:眼部超声雾化熏蒸(图12-70)是各种联合治疗的第一步,通过超声雾化仪器将药液变成极细的雾状颗粒,均匀作用于眼表,具有清洁、湿润、舒缓等作用。

首先将30 mL无菌药液注入雾化药杯内,打开开关,调节雾量和时间,每次雾化时间为15 min左右,协助患者戴上雾化眼罩后,嘱患者自然睁眼,不可持续闭眼雾化,以免影响效果。治疗过程中观察患者有无不适,治疗后给予热敷、睑板腺按摩、IPL、冷敷等联合治疗。

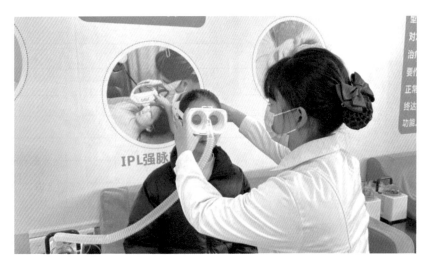

图12-70 眼部超声雾化熏蒸

(4)IPL治疗:IPL治疗前需排查患者是否存在治疗禁忌证,签署治疗同意书;治疗前用洁面乳清洁面部,清除面部灰尘、油脂和化妆品等阻光物质。IPL治疗操作步骤以《强脉冲光治疗睑板腺功能障碍及其相关干眼专家共识(2022)》为标准(不再详细赘述)。治疗后清除患者面部凝胶,行睑板腺按摩,排出已软化的异常睑酯,按摩后记录睑板腺睑酯情况并给予结膜囊冲洗和清洁棉片擦拭睑缘,提高患者治疗效果和体验感。最后向患者告知治疗后注意事项,并预约下次治疗时间(图12-71)。

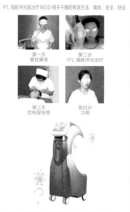

图 12-71　患者治疗后注意事项告知单

（5）治疗后注意事项：①治疗后 48 h 内面部避免接触热水（如桑拿、汗蒸、热水浴等），禁止揉搓。②注意面部保湿，避免化妆，可以敷保湿面膜。③治疗后 1 个月内注意面部防晒，建议外出戴帽子、口罩，以防出现面部色素沉着。④规律作息，平时用眼时间不宜过长，每用眼 30～60 min 可休息 10～15 min。⑤IPL 的治疗频率：每 2～4 周进行一次治疗，一个疗程治疗 3～5 次，单次疗程通常为 2～4 个月，也可根据治疗情况延长疗程以巩固治疗效果。⑥IPL 治疗 1 个疗程后需进行眼表泪液及睑板腺分泌功能的检查，以评估治疗效果，IPL 治疗每个疗程完成后 3～6 个月内可根据患者 OSDI 评分及相关干眼检查结果调整或重新制订治疗方案。

## 六、制度管理

干眼中心的人事制度和财务制度分别由医院人事处和财务处负责，除遵守医院的医务制度外，还应制订干眼中心内部的管理规章制度，完备的规章制度是确保干眼中心正常运营的基础。干眼中心的管理制度具体如下。

### （一）医疗质量管理制度

1. 医疗安全管理制度　严格遵循医院制定的共 18 项核心医疗安全管理制度，保障医疗安全和患者生命安全的基础上，促进医疗事业的发展。

**2. 工作人员管理制度** 伊川神州眼科医院干眼中心的团队由医、技、护组成,由中心主任直接管理。①职业操守:医、技、护严格履行医务人员工作职责,全心全意为患者服务,严格落实各自岗位职责,严格执行各项规章制度、技术操作规程。②行为规范:着装整洁,挂牌上岗,保持良好仪表和仪态;保护患者隐私;不在工作时间看手机,嬉笑打闹;按时上下班,不迟到,不早退。

**3. 诊疗区域管理制度** 伊川神州眼科医院干眼中心的诊疗区域包括门诊诊室、检查室、IPL 治疗室、SPA 治疗室、眼科处置室,各区域严格执行医院感染管理、医疗废物管理等制度;各检查、治疗设备设专人管理,定期对仪器设备进行维护,设备需要维修时,专人联系厂家,以保障设备正常运转。

**4. 病案管理制度** 干眼中心医生严格执行病案管理制度,规范书写门诊病历。伊川神州眼科医院干眼中心现已建档 8 千余人,日常为每位患者建立个人专病档案,并进行编号分类,除了纸质档案,还进行电子档案的建立和录入,方便复查时及时了解患者就诊及治疗情况。

**5. 患者安全管理制度** 干眼专科护士及技师在对患者进行检查及治疗时严格执行查对制度。评估患者全身情况,排查有无治疗禁忌证,及时告知治疗前中后注意事项,关注患者治疗过程中感受;了解患者有无药物过敏史,确保用药安全;加强有效沟通,指导患者正确用药和使用家庭护理产品,确保患者安全,避免发生不良事故。

**6. 药房管理制度** 干眼中心有专门的眼科药房,药房工作人员严格执行相关的法律法规,加强药品质量管理,保证用药安全有效,不短缺。干眼患者用药一经眼科药房发出,非药品质量问题概不退换。

**7. 消毒供应室工作制度** 干眼中心供应室工作人员严格执行医院工作制度。每日上午下收下送,将伊川神州眼科医院干眼中心可重复使用的诊疗器械、器具和物品进行统一回收、清洗、消毒、灭菌。伊川神州眼科医院干眼中心人员与消毒供应室人员每天对接消毒器械的数量、种类,下收下送时认真做好清点登记,并检查消毒灭菌包是否合格,未达到灭菌标准时,重新消毒灭菌,确保数量及种类无误、灭菌合格。

**8. 医院感染管理制度** 严格执行手卫生制度及标准预防,并做好职业防护;每日用含氯消毒剂对物体表面进行擦拭,保持桌面、地面墙壁、设备及各种物品清洁无尘;控感科对中心进行空气、物体表面、工作人员手的微生物检测,定期组织控感培训。

**9. 医疗废物管理制度** 伊川神州眼科医院干眼中心门诊诊室、检查室、治疗室、处置室设置医疗废物收集容器并定点放置,医疗垃圾不能与生活垃圾混放;转运时对当日产生的医疗废物进行登记,登记医疗废物的来源、种类、重量、交接时间、处置方法以及经办人签名等项目;由专人负责转运至医疗废物处理场并集中进行处理,做到日产日清。

**(二)财务制度**

中心团队人员的基本薪资由医院相关部门统一发放;财务人员认真履行职责,优化各项业务流程,做好业务数据统计、对比、分析、定期总结、努力增收节支,做到财目清晰、数字准确、日清月结。

**(三)人事制度**

伊川神州眼科医院干眼中心严格执行医院的职工出勤考核管理规定、职工请休假管理规定等人事制度,每天上下班签到打卡,禁止无故缺岗、迟到、早退;职工享受法定节假日及婚假、产假、哺乳假等假期福利与公休福利,同时严格执行请假制度。

医院规章制度全面,干眼中心在引用医院院内规章制度的基础上,一些制度要做出修改,制定出符合干眼中心的管理制度,如干眼专科护士的岗位职责、感染防控的人员架构等。中心管理制度制定后,需要建立奖罚机制和岗位自查机制,责任到岗到人,明确专人负责项目,使管理制度有效执行。

## 七、运营

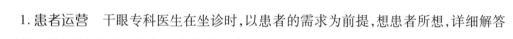

1.**患者运营**　干眼专科医生在坐诊时,以患者的需求为前提,想患者所想,详细解答患者提出的问题,认真对待每一位就诊患者,让患者得到医生理解和获取专业知识的同时,情绪得到释放和缓解,给予患者个性化的诊疗和健康指导。

(1)为更好地传播患教知识,伊川神州眼科医院干眼中心采用形式多样化的宣教方法,使患者多渠道获取健康知识:通过版面(图12-72)、折页(图12-73)、科普大讲堂(图12-74)、科普视频(图12-75)、广播等多种形式做好干眼科普宣传工作,提高干眼患者认知。

(2)定期组织义诊,走到广场为群众免费检查,普及干眼知识,提升大众对干眼的认知(图12-76)。

(3)干眼中心定期组织干眼惠民活动,提升患者治疗依从性,做好优质服务,提高治疗满意度(图12-77)。

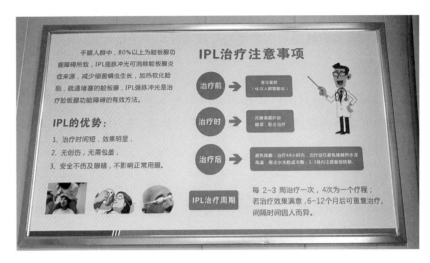

图 12-72　版面宣传

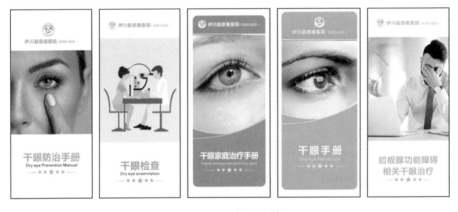

图 12-73　折页宣传

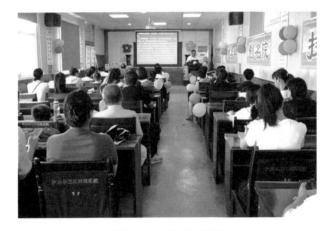

图 12-74　科普大讲堂

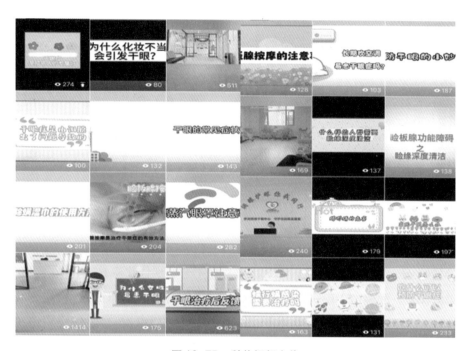

图 12-75 科普视频宣传

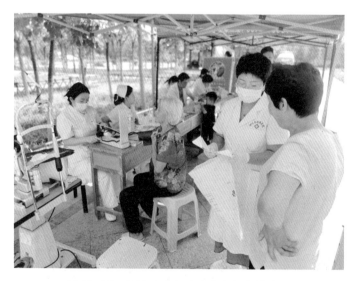

图 12-76 医生在广场为患者进行免费诊疗

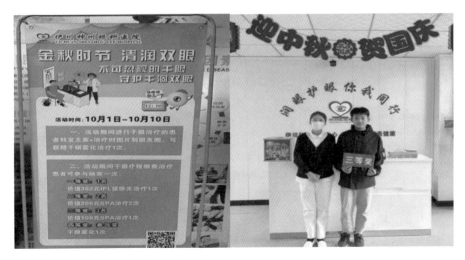

图 12-77　干眼惠民活动

2. 品牌运营　伊川神州眼科医院是伊川县唯一一家现代化眼科专科医院,是城乡居民、职工医保定点医院(图 12-78)。伊川神州眼科医院内设科室有眼科、耳鼻喉科、内科、中医科等科室。引进国内外先进诊疗设备如超乳波切机、免散瞳眼底照相、眼底造影、角膜地形图仪、眼前节照相、OCT、眼底激光治疗仪、YAG 眼前段激光治疗仪、欧堡免散瞳超广角激光扫描检眼镜、眼电生理检查仪、眼底荧光机、全自动电脑视野仪、眼 A/B 超、眼表综合分析仪、IPL 治疗仪、近视弱视治疗仪、耳鼻喉内窥镜系统。

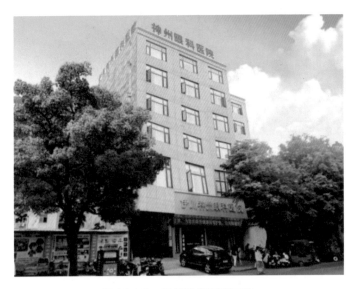

图 12-78　伊川神州眼科医院

　　眼科常规开展玻璃体切割术、视网膜脱离复位手术、白内障超声乳化吸除联合人工晶体植入术、翼状胬肉切除联合自体角膜缘干细胞移植术、斜视矫正术、上睑下垂矫正术、球内异物取出术等手术;青光眼早期诊断及手术治疗;糖尿病视网膜病变的筛查、早期诊断及治疗;角膜病的诊断及治疗;角膜塑形镜验配;近视防控、弱视治疗等诊疗项目。耳鼻喉科常规开展内窥镜下鼻腔泪囊吻合术,鼻窦炎、鼻中隔偏曲、鼓膜穿孔等疾病的手术治疗,慢性扁桃体炎、腺样体肥大、鼻出血、鼾症的低温等离子手术治疗。医院技术力量雄厚、医疗质量过硬、医疗服务高效、医院管理精细,是一家集临床、科研、教学为一体的现代化眼科专科医院。伊川神州眼科医院定期邀请省市著名眼科专家到院坐诊,为广大人民群众持续提供优质高效的医疗卫生服务,不断增强人民群众就医的获得感、幸福感、安全感。

# 第十三章
# 展 望

　　干眼是一种慢性疾病,可引起眼睛干涩、异物感、烧灼感、眼痒、怕光、流泪等不适症状,还可引起疼痛和刺激感,降低患者的视觉质量和生活质量,甚至产生心理问题。同时,干眼需要长期治疗,治疗费用的支出以及工作生产效率的降低均可对患者和社会造成一定程度的经济负担。

　　干眼发病率高,诊疗市场需求广大,但社会人群乃至医护人员对干眼认识仍存在不足。很多地方的干眼诊疗良莠不齐,缺乏干眼专业医生,不能有效地防治干眼。干眼不仅仅是一个眼科疾病,其发病还可能涉及心理、神经、内分泌、免疫系统等多方面的机制,但目前缺乏干眼相关的多学科诊疗体系。此外,也缺乏干眼专业的网络平台,患者仍需到院内专业的干眼医生处进行咨询和诊疗。

　　因此,目前亟须多方建立干眼中心,组建专业的干眼团队为广大干眼患者提供专业化的服务。本书从建设和管理两方面来介绍干眼中心,分别阐述了干眼中心建设与管理相关事宜,在建设方面,从干眼中心服务项目出发,根据选择开展的项目,配备相应的人才团队、空间、设备、药品;在管理方面,拟定可供参考的人事制度、医疗质量管理制度和财务制度,推荐干眼规范化的诊疗与管理流程,提供建设性的干眼中心运营策略。最后,分享了河南省人民医院、开封市眼病医院和伊川神州眼科医院干眼中心的建设经验,为大家建设和管理干眼中心绘制了范本。

　　随着社会发展的需要,干眼患者日趋增多,建立更多的干眼中心将是大势所趋,但在此过程中,需要注重干眼中心的建设与管理。在建立干眼中心的基础上,组建专业的干眼团队,规范干眼诊疗与管理流程,联合互联网技术和人工智能,构建"数字化干眼诊疗与管理平台",实现干眼传统诊疗与管理向数字化的转变,实现干眼诊疗与管理的流程化、便捷化、信息化。

　　相信随着越来越多干眼中心的落地建成,干眼患者的就医需求将得到一定程度的满足;随着数字化干眼诊疗与管理平台的研发与推广,数字医疗将造福更多的医生和患者;随着越来越多的干眼患者得到专业积极有效的治疗与防控,将会大大减轻患者的痛苦,提高工作生产效率,进而造福社会。

# 附 录

## Ⅰ 眼表疾病指数(ocular surface disease index, OSDI)量表

### 1. 眼部症状

| 在过去1周内眼部是否有以下不适 | 总是 | 经常 | 半数时间 | 偶尔 | 从不 |
|---|---|---|---|---|---|
| 对光敏感 | 4 | 3 | 2 | 1 | 0 |
| 沙砾感 | 4 | 3 | 2 | 1 | 0 |
| 眼痛 | 4 | 3 | 2 | 1 | 0 |

### 2. 视觉功能

| 在过去1周视力是否有以下变化,以及做以下事情时是否有不适 | 总是 | 经常 | 半数时间 | 偶尔 | 从不 | 不确定 |
|---|---|---|---|---|---|---|
| 视力波动 | 4 | 3 | 2 | 1 | 0 | — |
| 视力差 | 4 | 3 | 2 | 1 | 0 | — |
| 阅读 | 4 | 3 | 2 | 1 | 0 | — |
| 夜间驾驶 | 4 | 3 | 2 | 1 | 0 | — |
| 操作电脑或银行提款机 | 4 | 3 | 2 | 1 | 0 | — |
| 看电视 | 4 | 3 | 2 | 1 | 0 | — |

### 3. 环境触发因素

| 在过去1周内,眼部在以下环境中是否感到不适 | 总是 | 经常 | 半数时间 | 偶尔 | 从不 | 不确定 |
|---|---|---|---|---|---|---|
| 大风天气 | 4 | 3 | 2 | 1 | 0 | — |
| 低湿度(非常干燥)的环境 | 4 | 3 | 2 | 1 | 0 | — |
| 空调房内 | 4 | 3 | 2 | 1 | 0 | — |

【结果分析】

OSDI 分值＝所有问题总分值×25/患者回答的问题数。

根据总分及答案问题数可分为 0~12 分为正常、13~22 分为轻度干眼、23~32 分为中度干眼以及>33 分为重度干眼。

## Ⅱ 干眼调查问卷-5(dry eye questionnaire-5,DEQ-5)

### 1. 关于眼部不适的问题

| a. 在过去1个月中,您的眼睛感到不适的频率? |
|---|
| 0 从来没有;1 偶尔;2 有时会;3 经常会;4 每天都有 |
| b. 当您的眼睛感到不适时,这种不适感在1天结束睡觉前2小时内有多强烈? |
| 0 无;1 极轻;2 轻度;3 中度;4 重度;5 极重度 |

### 2. 关于眼干的问题

| a. 在过去1个月中,您的眼睛干涩的频率? |
|---|
| 0 从来没有;1 偶尔;2 有时会;3 经常会;4 每天都有 |
| b. 当您的眼睛干涩时,这种干涩感在1天结束睡觉前2小时内有多强烈? |
| 0 无;1 极轻;2 轻度;3 中度;4 重度;5 极重度 |

### 3. 关于眼睛流泪的问题

| 在过去1个月中,您的眼睛看起来或者感觉流泪的频率? |
|---|
| 0 从来没有;1 偶尔;2 有时会;3 经常会;4 每天都有 |

分数:1a+1b+2a+2b+3＝总分 ＿＿＿＋＿＿＿＋＿＿＿＋＿＿＿＋＿＿＿＝＿＿＿

【结果分析】

总分>6 分提示干眼。

总分>12 分提示可能伴有干燥综合征等导致干眼的全身疾病。

### Ⅲ 干眼标准症状评估 (standard patient evaluation of eye dryness, SPEED)

1. 您所经历的症状类型

| 症状 | 本次 | | 过去 3 天内 | | 过去 3 个月内 | |
|---|---|---|---|---|---|---|
| | 是 | 否 | 是 | 否 | 是 | 否 |
| 干燥感、沙砾感或刺痒感 | | | | | | |
| 疼痛感或刺激感 | | | | | | |
| 烧灼感或流泪 | | | | | | |
| 眼部疲劳感 | | | | | | |

2. 您所经历的症状发生的频率

| 症状 | 0 | 1 | 2 | 3 | 0 = 完全没有 |
|---|---|---|---|---|---|
| 干燥感、沙砾感或刺痒感 | | | | | 1 = 有时发生 |
| 疼痛感或刺激感 | | | | | 2 = 经常发生 |
| 烧灼感或流泪 | | | | | 3 = 持续存在 |
| 眼部疲劳感 | | | | | |

3. 您所经历的症状的严重程度

| 症状 | 0 | 1 | 2 | 3 | 4 | 0 = 没有任何影响 |
|---|---|---|---|---|---|---|
| 干燥感、沙砾感或刺痒感 | | | | | | 1 = 暂时可以容忍 |
| 疼痛感或刺激感 | | | | | | 2 = 不舒适,但不影响生活 |
| 烧灼感或流泪 | | | | | | 3 = 烦躁、刺痛和影响生活 |
| 眼部疲劳感 | | | | | | 4 = 难以忍受,不能正常生活 |

【结果分析】

症状发生频繁得分和发生严重程度得分相加即为总分,最高分 28 分。

## Ⅳ McMonnies 干眼调查问卷

1. 基础信息

□<25 岁(0)  □男,25~45 岁(1)  □男 ,>45 岁(2)

□女 ,25~45 岁(3)  □女 ,>45 岁(6)

2. 您以前是否有干眼并接受过滴眼液或其他治疗

□是(6)  □否(0)  □不确定(0)

3. 您的眼睛是否有(可多选):眼痛、眼痒、干涩、沙砾感、烧灼感等症状出现

□从不(0)  □有时候(1)  □经常(4)  □总是(8)

4. 您的眼睛面对烟雾、空调和雾气时会特别敏感吗

□是(4)  □不是(0)  □有时候(2)

5. 您在游泳池游泳时眼睛容易发红,并感觉不适吗

□是(2)  □不是(0)  □有时候(1)

6. 饮酒后第 2 天,您的眼睛是不是发干和不适

□是(4)  □不是(0)  □有时候(2)

7. 您是否有关节炎

□有(2)  □没有(0)  □不确定(0)

8. 您是否有鼻、口、咽喉、胸部和阴道干燥

□从不(0)  □有时候(1)  □经常(2)  □持久(4)

9. 您是否有甲状腺异常

□是(2)  □否(0)  □不确定(0)

10. 您睡觉时眼睛是否部分睁开

□是(2)  □否(0)  □不确定(0)

11. 您醒后是否有眼睛刺激或者不适感

□是(2)  □否(0)  □不确定(1)

12. 您是否有经常服用以下药物(可多选)

□十二指肠溃疡药(1)  □其他消化道药物(1)  □抗高血压药(1)

□其他消化系统疾病药(1)  □抗组胺片(2)  □利尿药(2)

□安眠药(2)  □镇静药(2)  □口服避孕药(2)

□无以上药物服用史

注:每个选项后括号内数字为选项分值

【结果分析】

总分 0～45 分。

一般认为总分>14.5 分为干眼患者,其分值越高,则表示干眼的可能性越大。

## V 中国干眼问卷量表

使用说明:本问卷在白天同一时间进行,请在问题答案上打√

### (一)一般信息

| 姓名 | 年龄 | 性别 | 民族 | 联系方式 | 文化程度 | 居住地 |
|------|------|------|------|----------|----------|--------|
|      |      |      |      |          |          |        |

### (二)有关病史(在选项上打√)

| 题目 | 0 分 | 1 分 | 2 分 | 3 分 | 4 分 |
|------|------|------|------|------|------|
| 1. 您已戴隐形眼镜多长时间?(此问题二选一)或已行角膜屈光手术多长时间? | 无 | 1 年以内 | 1 年以内 | 5 年以内 | 5 年以上 |
| | 无 | 半年 | 1 年 | 2 年 | 2 年以上 |
| 2. 您平均每天用眼药水次数及时间? | 无 | ≤4 次/d 3 个月以下 | ≤4 次/d 3 个月以上 | >4 次/d 3 个月以下 | >4 次/d 3 个月以上 |
| 3. 您晚上睡眠质量如何? | 睡眠很好 | 偶尔失眠或熬夜 | 经常失眠或熬夜 | 大部分时间睡眠质量差 | 每天睡眠质量差 |
| 4. 您以下部位是否觉得干燥? a. 鼻子; b. 嘴巴; c.喉咙; d. 皮肤; e.生殖器 | 无 | 1 种 | 2 种 | 3 种 | >4 种 |

| 题目 | 0分 | 1分 | 2分 | 3分 | 4分 |
|---|---|---|---|---|---|
| 5. 您眼睛在如下环境中是否敏感?<br>a.抽烟环境;b.油烟环境;c.空气污染环境;d. 粉 尘 环 境;e.空调环境;f.暖气 | 无 | 1种 | 2种 | 3种 | >4种 |
| 6. 您是否长期服用以下药物?<br>a.抗过敏药;b.利尿药;c.降压药;d.安眠药;e. 精 神 类 用药;f. 避孕药;g.更年期治疗药物 | 无 | 1种 | 2种 | 3种 | >4种 |

(三)过去 1 周眼部症状(在分值上打√)

| 题目 | 没有 | 偶尔 | 一半时间 | 大部分时间 | 全部时间 |
|---|---|---|---|---|---|
| 7. 眼睛干燥感 | 0 | 1 | 2 | 3 | 4 |
| 8. 眼睛异物感 | 0 | 1 | 2 | 3 | 4 |
| 9. 眼睛痛 | 0 | 1 | 2 | 3 | 4 |
| 10. 眼睛畏光 | 0 | 1 | 2 | 3 | 4 |
| 11. 晨起睫毛是否有分泌物,睁眼困难 | 0 | 1 | 2 | 3 | 4 |
| 12. 视力波动 | 0 | 1 | 2 | 3 | 4 |

【结果分析】

总分 0~48 分,诊断干眼界定值≥7 分。

## Ⅵ 焦虑筛查量表（GAD-7）

在过去的 2 周里,您生活中以下症状出现的频率有多少?

| | | | |
|---|---|---|---|
| 1. 做什么事都没兴趣,没意思 | | | |
| □没有 | □有几天 | □一半以上时间 | □几乎每天 |
| 2. 感到心情低落、抑郁、没希望 | | | |
| □没有 | □有几天 | □一半以上时间 | □几乎每天 |
| 3. 入睡困难,总是醒着,或睡得太多——嗜睡 | | | |
| □没有 | □有几天 | □一半以上时间 | □几乎每天 |
| 4. 常感到很疲倦,没劲儿 | | | |
| □没有 | □有几天 | □一半以上时间 | □几乎每天 |
| 5. 胃口不好,或吃得太多 | | | |
| □没有 | □有几天 | □一半以上时间 | □几乎每天 |
| 6. 自己对自己不满,觉得自己是个失败者,或让家人丢脸了 | | | |
| □没有 | □有几天 | □一半以上时间 | □几乎每天 |
| 7. 无法集中精力,即便是读报纸或看电视时,记忆力下降 | | | |
| □没有 | □有几天 | □一半以上时间 | □几乎每天 |
| 8. 行动或说话缓慢到引起人们的注意,或刚好相反,坐卧不安,烦躁易怒,到处走动 | | | |
| □没有 | □有几天 | □一半以上时间 | □几乎每天 |
| 9. 有不如一死了之的念头,或想怎样伤害自己一下 | | | |
| □没有 | □有几天 | □一半以上时间 | □几乎每天 |

注:没有=0 分;有几天=1 分;一半以上时间=2 分;几乎每天=3 分

【结果分析】

0~4 分:没有焦虑。

5~9 分:可能有轻微焦虑,建议咨询心理医生或心理医学工作者。

10~13 分:可能有中度焦虑,请咨询心理医生或心理医学工作者。

14~18 分:可能有中重度焦虑,建议心理科或精神科就诊。

19~21 分:可能有重度焦虑,一定要看心理医生或精神科医生。

## Ⅶ 抑郁筛查量表(PHQ-9)

在过去的2周里,您生活中以下症状出现的频率有多少?

| | | | |
|---|---|---|---|
| 1.感觉紧张、焦虑或急切 | | | |
| □没有 | □有几天 | □一半以上时间 | □几乎每天 |
| 2.不能够停止或控制担忧 | | | |
| □没有 | □有几天 | □一半以上时间 | □几乎每天 |
| 3.对各种各样的事情担忧过多 | | | |
| □没有 | □有几天 | □一半以上时间 | □几乎每天 |
| 4.很难放松下来 | | | |
| □没有 | □有几天 | □一半以上时间 | □几乎每天 |
| 5.由于不安而无法静坐 | | | |
| □没有 | □有几天 | □一半以上时间 | □几乎每天 |
| 6.变得容易烦恼或急躁 | | | |
| □没有 | □有几天 | □一半以上时间 | □几乎每天 |
| 7.因感到似乎将有可怕的事情发生而害怕 | | | |
| □没有 | □有几天 | □一半以上时间 | □几乎每天 |

注:没有=0分;有几天=1分;一半以上时间=2分;几乎每天=3分

【结果分析】

0~4分:没有抑郁。

5~9分:可能有轻微抑郁,建议咨询心理医生或精神科医生。

10~14分:可能有中度抑郁,请咨询心理医生或精神科医生。

15~19分:可能有中重度抑郁,建议心理科或精神科就诊。

20~27分:可能有重度抑郁,一定要看心理医生或精神科医生。